병의원 경영은 개고생?

성공하는 병의원 경영과 마케팅 노하우

병의원 경영은 개고생?
성공하는 병의원 경영과 마케팅 노하우

1판 1쇄 인쇄 | 2021년 11월 11일
1판 1쇄 발행 | 2021년 11월 18일

저　자 | 이성근 · 황연정

펴낸이 | 페이지원 단행본팀
펴낸곳 | 페이지원
주　소 | 서울시 성동구 성수이로 18길31
전　화 | 02-462-0400
E-mail | thepinkribbon@naver.com

ISBN 979-11-952902-6-0

값 16,500원

이 책은 저작권법에 의해 보호를 받는 저작물이므로
어떠한 형태로든 무단 전재와 무단 복제를 금합니다.
잘못된 책은 바꾸어 드립니다.

이 도서의 국립중앙도서관 출판예정도서목록(CIP)은 서지정보유통지원시스템 홈페이지
(http://seoji.nl.go.kr)와 국가자료종합목록 구축시스템(http://kolis-net.nl.go.kr)에서 이용하실 수 있습니다.
(CIP제어번호 : CIP2020004084)

병의원 경영은 개고생?

성공하는 병의원 경영과 마케팅 노하우

장편한외과 원장 이성근·황연정 지음

도서출판
페이지원

머리말 ①

병의원 경영의
제 족보를 소개해드립니다.

장편한외과의원 원장 **이성근**

안녕하세요. 장편한외과의원 이성근입니다.
2021년 7월에 출간된 『개원은 개고생?』이 개원을 준비하고 있는 의사를 위한 책이었다면 이번 『병의원 경영은 개고생?』은 개원을 하신 원장님을 위한 책입니다.

저는 이 책을 집필하기 위해 개원을 준비하는 지난 12년 동안 150권의 책을 평균 5번씩 정독하고 내용을 정리하였습니다. 굳이 제가 그 책들의 내용을 정리한 이유는 150권의 책을 읽어도 그 내용이 잘 이해되지 않았기 때문이며, 실제로 제가 개원을 안 한 상태에서 읽었기에 뭐가 중요한지도 헷갈렸기 때문입니다. 결국 저는 5번의 정독을 마친 후에, 조금 더 명확하게 이해하기 위해 중요한 내용들을 정리하기 시작했습니다. 아마도 저의 정리습관 때문일런지도 모릅니다. 의과대학 시절 족보를 만들어 공부하던 그때처럼 말입니다.

저는 어릴 적부터 공부를 하면 요점정리를 하는 버릇이 있었는데 덕분에 의과대학 시절에도 주로 족보를 많이 만들었습니다. 물론 몇몇 친구들도 각자의 족보를 만들어서 공유했는데, '외과' 족보는 제가 만든 것밖에 없어서 꽤 인기를 끌었습니다. 그러한 정리습관 덕분에 의과대학 6년을 전액장학금으로 졸업하고 외과의사가 될 수 있었습니다.

골프를 배울 때도 마찬가지였습니다. 골프를 본격적으로 연습하기 전에 일단 책을 15권 정도 샀습니다. 그리고 먼저 이론 공부를 했습니다. 심지어 골프에 관련된 내용으로도 족보를 만들었습니다(아마 골프 입문서를 쓰라고 하면 정리한 내용이 있어 바로 가능할 것입니다.) 그리고 이론적인 이해를 한 뒤 연습을 시작했습니다. 그 족보 내용을 복기하면서 연습했습니다. 그 덕분인지 골프입문 2년 만에 싱글을 칠 수 있게 되었습니다.

이러한 경험으로 인해 개원을 준비하면서도 저는 역시나 책을 많이 읽었습니다. 개원결심을 할 때마다 서점에 가서 15권씩 책을 샀는데, 개원준비기간이 2년이었다가 여러 가지 사정으로 12년으로 늘어나면서 읽은 책은 계속 늘어났습니다. 그리고 그 책들을 여러 번 반복해서 읽었습니다(장편한외과의원이 짧은 시간에 안정화된 이유도 그 책들을 읽으며 이론적인 중무장을 하고, 정리한 족보를 실전에 잘 적용한 덕분이 아닐까 합니다.) 그리고 개원을 하고 2년이 지나며 저는 이 내용을 많은 분과 공유해야겠다고 생각했습니다. 의과대학 시절 저의 족보가 많은 친구들에게 도움이 되었듯이, 제가 정리한 병의원 경영에 대한 내용도 누군가에게는 도움이 될 것이라고 믿기 때문입니다.

그동안 저는 유튜브에서 『Dr.개고생』이라는 채널을 운영해왔습니다. 장편한외과의원을 개원한 지 9개월 만에 시작했으며, 처음에는 주로 개원에 관한 내용이었습니다. 그 내용을 토대로 해서 나온 책이 『개원은 개고생?』입니다. 그리고 그 이후 여러 원장님을 찾아뵙고 병의원 경영에 관한 내용을 촬영했습니다. 그리고 다시 이전에 정리했던 저의 '병의원 경영에 관한 족보'를 되새기며 재정리를 했습니다. 그 내용이 바로 이번 책인 『병의원 경영은 개고생?』입니다.

자신의 모습을 적나라하게 보여주는 것은 부끄러운 일입니다. 하지만 '나로 인해, 나의 실수를 알리는 것으로 인해 누군가에게 도움이 될 수 있다면 부끄럽다 해도 해야 된다.'고 생각합니다. 그것이 그동안 제가 사회로부터 받았던 은혜를 갚는 길이라고 생각합니다. 그래서 제가 아는 지식을 여러분에게 나누기 위해서 책을 집필하기 시작했습니다. 『병의원 경영은 개고생?』책은 저의 5번째 책입니다.

그동안 저의 집필에 도움을 주신 여러분에게 감사드립니다. 그리고 5권의 책이 나오는 동안 추천사를 작성해주신 여러분에게 이 자리를 빌려 감사인사를 드립니다. 부족한 저를 예쁘게 봐주시고 항상 사랑을 주시는 여러분 덕분에 저는 오늘도 행복합니다.

『병의원 경영은 개고생?』에서는 제가 5번씩 정독하고 정리했던 150권의 책을 기본으로 해서 장편한외과의 병의원 경영에 관한 내용으로 구성되었습니다. 책을 통해 저에게 지식을 나누어주신 150권의 책 저자들께 다시 한 번 큰 감사를 보내드립니다.

앞으로 기회가 되면 또 여러분에게 다양한 모습으로 찾아뵙겠습니다. 더욱 다양한 영역에서의 저의 경험과 지식을 공유하고 싶습니다. 항상 건강하시고 행복하세요.

2021년 8월

이성근 드림

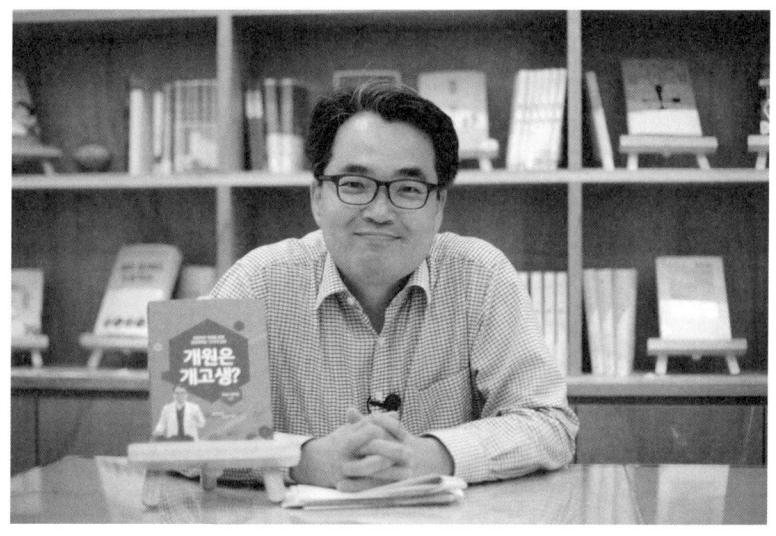

머리말 ②

성공적인 병의원 운영 시 꼭 잡아야 하는 두 마리 토끼, 경영과 마케팅

장편한외과의원 행정원장 **황연정**

"원장님, 병원이 잘되고 있어서 너무 부러워요. 혹시 운영하시면서 가장 힘든 게 뭔가요?"
"힘든 게 한두 개여야지. 정말 원장이 되니까 진료 외에 신경 쓸 게 너무 많아. 진짜 진료만 보면서 지내고 싶다니까!"
2~3년차 원장님부터 15년차 이상의 원장님들까지 공통적으로 하는 말입니다.
진료만 보고 싶다!

개원을 하면 원장님은 의사 역할뿐 아니라 경영자 역할까지 해야 합니다. 환자에게 집중하며 최고의, 최선의 진료를 보는 방법만을 배우고 익혀왔는데, 갑자기 해보지도 않았던 경영을 하라고 합니다. 배우지도, 해보지도 않았는데 바로 실전에 돌입하게 되니 얼마나 당황스럽고 힘드실까요? 어떤 원장님은 병원을 운영하시면서, 경영대학원에 진학하셔서 실제 경영을 배우고 계셨습니다.

운영에 대한 이야기로 질문을 드리면 원장님들의 넋두리(?)가 시작됩니다. 얼마나 많은 시행착오를 겪었는지, 그 난관들을 어떻게 극복하고 이겨냈는지, 그 과정 중에 얼마나 고통과 좌절을 경험했는지에 대해서 말이죠. 이 책을 읽고 계신 의사선생님들께서 인턴 때, 레지던트 때 겪었던 에피소드를 풀어내듯이 말입니다. 그래도 인턴 시절, 레지던트 시절에는 모델링이 되는 교수님들도 계셨고, 동기와 선배가 있어서 그 어려움을 더 잘 이겨내셨을 겁니다. 그런데 개원은 더, 더, 더 힘듭니다. 내가 만들고자 하는 병의원의 모델링을 찾기가 쉽지 않고, 내가 실수해도 커버(?)쳐줄 선후배도 없습니다. 더군다나 생계까지 연관되어 있습니다. 다들 인턴이나 레지던트 때와는 비교가 안 된다고 이야기하십니다.

우리 부부는 고민 끝에 의료진과 경영진, 두 역할을 처음부터 남편이 모두 하기에는 힘들다 싶어 함께 시작하였습니다. 의료 부문은 남편이 전적으로, 경영 부문은 남편이 참여하되 제가 많은 부분 지원하는 방향으로 말입니다. 남편이 장편한외과의 비전과 미션을 세우면 전 핵심가치를 만들었고, 고객과 직원들, 우리 조직이 이렇게 되었으면 좋겠다며 남편이 청사진을 그리면 전 구체화시키는 작업들을 했습니다. 다행히 라이프 코칭과 문제해결 퍼실리테이션을 하던 경험이 도움이 되었습니다.

그러는 동안 성공하는 병원에서 놓치지 말아야 할 것에는 경영만이 아니라 마케팅도 포함된다는 것을 알았습니다. 물론 크게 보면 마케팅은 경영의 하위 카테고리입니다. 그럼에도 이렇게 따로 떼어 놓은 것은 그만큼 중요한 부분이기 때문입니다. 조금 과장하자면 병원이 살아남느냐 죽느냐를 가를 수 있는 생명줄과 같다고 생각합니다. 고객이 찾아와야 병원이 살 수 있기 때문입니다.

사실 장편한외과의 운영은 2년차이고 아직도 진행 중입니다. 그래서 우리 부부의 많지 않은 경험으로 책을 내는 게 맞을까 고민이 되기도 했지만, 운영 연차별로 고민이 다를 거라 생각이 들었고, 2년차 때 가장 고민이 되는 경영과 마케팅으로 여러분을 만나게 되어 기쁩니다. 우리 부부의 경험과 150권의 저자들의 생각이 녹아들어 있는 이 책이 병원 운영으로 고민이 많으신 원장님들께 도움이 되길 진심으로 바랍니다.

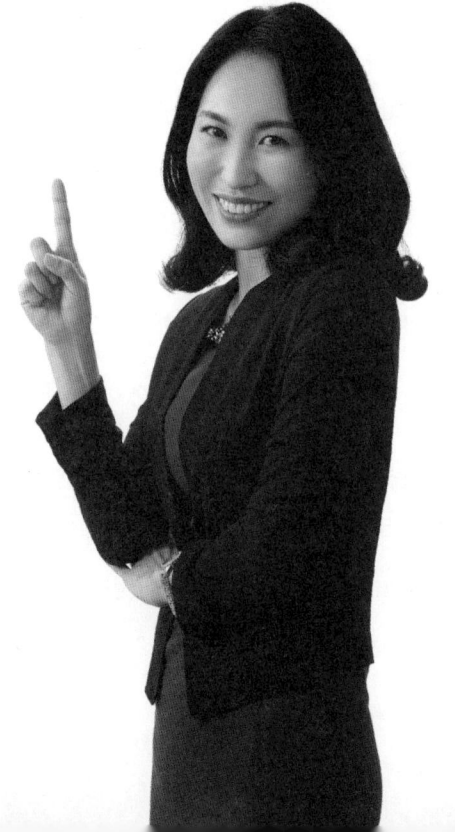

추천사 ①

많은 개원예정의 원장님에게
좋은 지침이 되리라고 생각합니다

양주항외과 원장 **신현근**

얼마 전에 책을 냈다고 들었는데 곧이어 새로운 책을 출간한다고 들었습니다.

이번에는 병의원 경영에 대한 책이라고 합니다. 사실 내용 여부를 떠나서 개원의인 상황에서 책을 쓴다는 것이 말처럼 쉬운 일이 아님을 잘 알고 있습니다. 한 권도 쓰기 녹록지 않은데 하물며 여러 권의 책을 연달아 낸다는 것은 어지간한 열정이 아니고서야 어림없는 일이겠지요. 더구나 이 책처럼 내용도 훌륭하다면 더 붙일 말이 없는 듯 합니다. 사실 저도 개원은 초보입니다. 그동안 큰 병원에서 봉직의 생활을 20여 년간 하다가 최근에 제 병원을 개원하였습니다. 그 과정에서 이성근 원장님이 많은 도움을 주셨기에 이 책에 쓰여진 내용이 단순히 공허한 말이 아님을 누구보다 잘 안다고 생각합니다. 직원관리부터 환자분들에 대한 관리, 병의원 경영까지 개원을 생각하고 있는 많은 선생님께 필요한 내용들이 잘 정리되어 있다고 생각합니다. 저자가 실제로 겪으면서 이건 꼭 책으로 전달해야겠다고 생각한 내용들이라 실제 경영에 많은 도움이 될 것입니다. 모쪼록 이 책에 쓰여진 내용들이 기존에 개원해계신 선배 선생님들뿐 아니라 개원에 대한 꿈을 가슴에 품고 있는 많은 개원예정의 선생님들께 좋은 지침이 되기를 바랍니다.

추천사 ②

병의원 경영은
'오케스트라'처럼

한국능률협회컨설팅 **이기동 본부장**

고대 그리스어 오르케스트라(orchestra)에서 유래가 된 '오케스트라'는 극장의 무대와 객석 사이의 공간으로 합창단의 노래와 무용 또는 연주자를 위한 장소를 말합니다. 1767년 루소(Jean-Jacques Rousseau)의 '음악사전'에서 여러 가지 악기의 집합체라는 말로 처음 사용이 되었습니다. 그런데, 현대에 이르러서는 '경영'을 흔히 이 오케스트라에 비유하기도 합니다.

현대 경영학에 있어서 최고의 석학은 단연코 피터 드러커(Peter F. Drucker)라 할 수 있는데, 그는 "오케스트라처럼 경영을 해야 한다."고 합니다. 조직을 구성하는 가장 중요한 요소는 사람이며, 이들 사이의 관계는 오케스트라의 지휘자와 연주자 관계처럼 고도의 자율적 규제제도를 확립해야 한다는 것입니다. 다시 말해, 조직 전체를 아우르는 규율이 있지만, 동시에 구성원 개개인은 자율성을 기반으로 최상의 실력을 발휘하고, 전체로는 조화(harmony)를 창출할 수 있어야 한다는 것입니다.

드라마 '베토벤 바이러스' 주인공의 실제 모델인 심포니온 오케스트라 서희태 감독은 오케스트라 경영의 전도사로 알려져 있습니다. 그는 '경영'이라는 것이 일련의 목표를 향해 구성원들을 이끌어 나간다는 것을 의미한다면 지휘와 경영은 같다고 합니다.

병원을 경영하는 것 또한 마찬가지입니다. 어떤 상품과 서비스를 제공하는지가 다를 뿐이지 병원에 있어서 경영의 원칙은 동일합니다.

병의원 경영에서 가장 중요한 요소는 사람, 곧 직원일 것이며, 본원적 가치인 진료, 부가적 가치인 고객서비스가 있을 것이고, 구성원들이 최고의 가치를 창출할 수 있도록 하는 조직관리, 그리고 우리 병원이 가진 가치를 바르게 전달하기 위한 마케팅, 그 외 여러 가지 운영에 있어서의 효율성이 있습니다. 이러한 병의원 경영에 있어서의 구성 요소와 오케스트라와 같은 조화를 이루어 내는 방식에 대한 이해가 무엇보다 필요합니다.

또한, 병원을 개원하는 것과 경영을 해 나가는 것은 천양지차(天壤之差)입니다. 개원 장소를 정하고, 각종 의료장비를 세팅하고, 신규 직원을 채용하는 등 일련의 개원 과정은 그 또한 당연히 '개고생'이겠지만 어쩌면 병의원 경영에 비하면 걸음마 단계의 수준일지도 모릅니다. 그래서, 개원과 그 이후 현실적인 병의원 경영을 통해 산전수전 다 겪어낸 이성근 원장님의 병의원 경영 가이드는 너무나 소중한 지침서가 되는 것입니다.

대한민국을 대표하는 경영자 중의 한 분인 古 정주영 현대그룹 회장님의 경영 철학은 이 말씀을 통해 엿볼 수 있습니다. "그래서 해 봤어?" 도전 정신을 강조하는 말씀인데 이는 개원을 앞둔 분들에게 필요한 말씀입니다.

그 다음은 "그래서 제대로 해 봤어?" 가 아닐까요? 이미 개원을 했다면 그 누구보다 바른, 그리고 효율적인 병의원 경영을 해낼 수 있어야 하지 않을까 싶습니다. 그런 의미에서 이성근 원장님의 생생한 경험과 노하우에서 우러나온 본 병의원 경영 도서는 훌륭한 지침서가 될 것입니다.

추천사 ③

메디썸이
수원으로 향하는 이유

마케팅 컨설팅 그룹 『메디썸』 대표 **김창현**

안녕하세요. 병의원 전문 컨설팅 그룹 『메디썸』 대표 김창현입니다. 2020년 봄을 기다리던 어느 날, 수원에 개원한 장편한외과가 경기지역 최고의 병원으로 성장하기 위해 마케팅 부문에 메디썸이 참여하면서 가장 가까이서 원장님과 병원을 지켜봐왔습니다. 환자 회복을 최우선으로 함과 동시에 병의원 경영 측면에서도 세심하게 신경 쓰는 원장님을 보며, 많은 걸 배우고, 경험했던 지난 시간들이었습니다.

병의원을 운영하는 의사들이 진정 기다려온 책

원장님이 병의원 경영의 노하우를 담은 책을 집필하고 있다는 소식을 접했을 때 누구보다 기대하고 또 기다려왔습니다.
입지가 좋은 곳에 병원을 세우고, 최신 장비를 갖춰서 마케팅을 적절하게 진행하면 성공적으로 운영이 될 것 같지만, 실제로 병원을 운영한다는 건 생각만큼 단순한 문제가 아닙니다.
확실한 비전을 세우고, 동료들에게 적절한 동기부여를 하며, 예상 가능한 변수들을 관리하는 일이 쉽지만은 않기에 다양한 경험을 바탕으로 성공적인 병의원 경영 경험이 있는 원장님의 노하우가 아낌없이 드러나 있는 이 글을 보며, 몇 번이나 감탄했는지 모르겠습니다.

쉽게 알 수 없는 세심한 부분까지 언급하는 내용을 보며, 이 책이야말로 진정 의사들이 기다려온 책임을 확신할 수 있었습니다.

병의원 마케팅을 공부하려는 마케터가 기다려온 책
흔히들, 공부 잘하는 사람이 꼭 잘 가르치지는 않는다는 걸 우리 모두 알고 있습니다만, 이성근 원장님의 5권의 책을 통해서 쉽고 부담 없이 내용을 전달하는 원장님의 필력을 익히 경험했던 터라 이번 책도 어떻게 나올지 궁금했는데, 기대 이상으로 쉽고 편하게 읽혔습니다.

글은 편하게 읽히지만 내용은 하나같이 가볍게 지나칠 수 없는데, 마케팅에서부터 조직관리, 진료 서비스와 경영에 대한 전반적인 마인드를 담은 챕터까지 무엇 하나 쉬이 넘어갈 수 없는 내용이 담겨있습니다.
병의원 경영과 마케팅을 공부하는 사람에게는 더없이 귀중한 자료가 될 거라 확신합니다.
전문 컨설팅 업체 대표보다 더 전문가인 원장님을 뵈러 저는 오늘도 수원으로 내려갑니다.

추천사 ④

봉직의 선생님들이 개원할 때 그리고 병원을 경영할 때 꼭 도움이 될 수 있음을 확신한다

주식회사 메디웰피플 대표 **한두원**

봉직의로 십수 년 일하시다 개원을 꿈꾸시던 이성근 원장님과의 첫 만남은 『열정』그 자체였다. 나는 병의원 관련 영업분야에서 17년 이상 일했지만 이렇게 에너지가 넘치는 의사선생님은 처음이라 당황스럽기까지 하였다. 그리고 단순히 의사로서의 마인드가 아닌 경영자이면서 탐험가적인 열정과 에너지로 이내 코로나19라는 악재 속에서 개원하여 병원을 빠른 속도로 성장시키고 한 단계 더 큰 그림을 그리는 모습에서 내 삶의 자세 또한 자극을 받기에 충분했다. 이 시간은 불과 개원 후 1년도 채 안 되는 시간이다.

나는 녹십자의료재단, 녹십자랩셀, 이원의료재단 등 병의원 영업소장으로 일하면서 만나본 의사들만 수백 이상은 될 것이다. 그중 봉직에서 개원을 결심하시고 준비하는 원장님은 또 100명 이상 만나보았다. 그리고 개원 후 환자가 넘쳐나는 병원과 환자가 없어서 경영을 포기하는 상황도 많이 지켜보았다. 대한민국 통계청의 통계데이터를 보면 매년 병의원 업종이 폐업률이 가장 낮은 편에 속한다. 그럼에도 많은 봉직의에 계신 원장님은 개원에 대한 막연한 두려움을 가지고 있어 보인다. 새로운 경험에 두려움 없이 경영과 환자 진료를 즐기시는 이성근 원장님의『병의원 경영은 개고생?』이라는 책의 출판이 기대되고 많은 봉직의 선생님들이 개원할 때 그리고 병원을 경영할 때 꼭 도움이 될 수 있음을 확신한다.

추천사 ⑤

이 책은 병원을 운영하는 원장님께 중요한 길잡이

공인노무사 **이진우 (노무법인 모두 대표)**

개원을 고민하고 생각하여 실행에 옮겼다면, 이제는 병의원 경영이 문제이다. 공인노무사로 일하면서 여러 원장님을 만나고 상담을 했을 때 직원관리, 병원운영에 대한 어려움을 겪는 상황을 마주하였다.

노동법과 관련된 지식은 노동법률전문가인 공인노무사에게 자문을 받을 수 있다. 하지만 실제로 직원과 마주하는 주체는 원장님이 될 수밖에 없기 때문에 병원운영 및 직원관리에 손을 놓기는 어렵다.

특히, 병원도 하나의 조직이기 때문에 조직관리를 어떻게 하는지에 따라 병원의 분위기가 달라질 수 있으며 진료, 상담, 고객관리는 병원을 경영함에 있어 가장 기본이 되는 사항이 아닐까 생각한다.

이러한 고민 해결을 위해 장편한외과의원 이성근 원장님께서 병의원 경영을 하면서 겪었던 경험과 생각을 바탕으로 책을 내셨다는 소식을 들었을 때, 이 책은 병원을 운영하는 원장님께 중요한 길잡이가 될 것이라 생각했다.

장편한외과의원의 비전과 같이 정확, 정직, 정성을 다하여 집필된 이 책을 병의원 경영과 직원관리에 대하여 고민하는 모든 원장님께 적극 추천한다.

추천사 ⑥

정확하고 정직한 의사선생님들의
병의원이 어려움을 겪지 않도록
이 책을 추천 드린다

사촌동생 **곽동구**

NETFlIX에서 드라마를 언제든지 볼 수 있는 세상이다.
하지만 요즘 목요일 9시만큼은 본방사수를 하는 드라마가 생겼다.
바로 tvN에서 방영되는 『슬기로운 의사생활』.

특히 조정석이 연기하는 간·담·췌외과 이익준 교수를 보면서 싱크로율 90% 가까운 의사 한 명을 떠올리게 된다.
바로 이 책의 저자이자 이종사촌형인 이성근 원장님이다.
(전공이 달라서 99% 닮았다고 생각했지만, 장편한외과 홈페이지에 올라간 원장님 사진을 보고 얼른 9%를 빼버렸다.)

사촌형은 수다맨이다. 그리고 엄청난 오버맨이다.
특히 친척 어른 앞에서 하이톤으로 애교피우는 모습은 와우!!
그런 모습으로 형은 진료를 할 것이다. 경과를 설명하고, 관리를 못한 환자에게는 혼도 낼 것이다. 동료 의사들에게도, 함께 일하는 간호사 선생님과도 원무과 분들과도 수다스러울 모습이 딱 이익준 교수다.

그런 형과 수년 전 병원 개원에 대한 이야기를 나누게 되었다.

사촌형 : "내가 병원 차리는 거는 어떻게 생각하노? 내 잘할 것 같지 않나? 내 나름 환자분들에게 인기 많다!"

인정! 백퍼 인정!! 틀림없이 인기가 많을 것이다.
청소년 시기를 입원하신 이모의 보호자로 지내어 환자의, 보호자의 심정을 누구보다 잘 알기에, 고객의 눈높이에서 보다 쉽게, 보다 자세하게, 보다 다정하게 진료했을 것이다.
그때의 경험이 형이 의사가 되기로 결심했을 순간이었을 것이므로…….

그런 형에게 나는 다른 의견을 말했었다.
나 : "친절한 의사가 아픈 사람에게는 좋겠지만, 병원에는 좋을까? 환자분 당 상담시간이 길어질수록 볼 수 있는 환자는 줄어들잖아."

어설픈 훈수였지만, 제법 괜찮은 관점이었을 것이었다.
그리고 병원 개원과 함께 시작한 『엉덩이 대장』 블로그와 Youtube는 환자 가족들에게 하나라도 더 설명해주고 싶은 마음의 결과물일 것이다.

의사는 꽤 많은 돈을 버는 직업이지만 병의원 경영은 엄청난 비용을 투자해야 하는 사업체이다.
임대료 비싼 건물에서, 세련된 인테리어에 고가의 장비를 구비하고, 실력 있는 의료인력에게 지급할 월급날은 꼬박 꼬박 찾아온다.

이 책은 정확·정직·정성이란 비전을 실천하기 위한 의사의 현실적인 고민들이 담겨져 있다.
정확한 의사선생님들이 경영의 어려움 때문에 정직과 정성을 잃지 않도록 개업을 준비하는 의사선생님과 병원을 경영하고 계시는 선생님들께 이 책을 추천드린다.
또한 이 책은 '의료서비스'에서 '대장'분야를 전문으로 하는 개인사업자의 경영 고민이기도 하다. 창업을 준비하면서 이상과 현실과의 차이에서 고민하는 소상공인 분들도 함께 읽어보시길 추천 드린다.

병의원 경영은 개고생?
성공하는 병의원 경영 노하우와 마케팅 노하우

Contents

머리말 ··· 04
추천사 ··· 11

Chapter 1
성공하는 병의원 경영 노하우

I. 직원관리

1. 직원은 파트너입니다. ·· 31
2. 직원을 인재로 키우는 8가지 방법 ··· 36
3. 좋은 직원의 요건과 직원 선발 시 주의점 ·································· 48

II. 조직관리

1. 목표설정이 먼저입니다. ·· 55
2. 미션, 비전, 핵심가치가 있어야 합니다. ···································· 60
3. 목표를 달성하기 위한 동기부여 방법 ·· 63
4. 팀워크가 답입니다. ·· 68
5. 매뉴얼이 필요합니다. ··· 73
6. 조직의 혁신과 새로운 도전은 필요합니다. ······························· 78
7. 재무관리는 기본입니다. ··· 85

III. 진료·상담

1. 실력이 우선입니다. 92
2. 고객은 진료스타일로 판단합니다. 94
3. 저는 이런 마음가짐으로 진료합니다. 103

IV. 고객관리

1. 첫인상이 우선적으로 중요합니다. 114
2. 치료가 잘 되고 있다고 믿게 해야 합니다. 119
3. 고객서비스는 결국 고객만족입니다. 123
4. 고객응대에 최선을 다해야 합니다. 129

V. 병의원 경영

1. 병의원 경영의 진정한 목표는 사회공헌입니다. 135
2. 성공하지 못하는 이유는 실천하지 않기 때문입니다. 138
3. 약속은 반드시 지켜야 합니다. 141
4. 컴플레인을 현명하게 대처해야 합니다. 146
5. 원장은 병의원의 리더입니다. 153

Chapter 2
성공하는 병의원 마케팅 노하우

I. 성공하는 병의원 마케팅을 위한 Q&A

Q1. 마케팅에서 가장 중요한 것은? 161
Q2. 마케팅에서 고객 입장에서 출발하기 위한 요령은? 162
Q3. 마케팅에서 진료기술이 중요한 이유는? 163
Q4. 좋은 입소문을 내기 위해 해야 할 일은? 165
Q5. 마케팅에서 직원이 중요한 이유는? 167
Q6. 차별화를 위해 해야 할 일은? 168
Q7. 브랜드가 마케팅에서 중요한 이유는? 170
Q8. 좋은 브랜드를 만들기 위한 요령은? 171
Q9. 마케팅에서 선택(target)이 중요한 이유는? 173
Q10. 마케팅에서 집중(focus)해야 하는 이유는? 175
Q11. 마케팅에서 포지셔닝(positioning)할 때 주의할 점은? 176
Q12. 마케팅에서 프로세스(process)가 중요한 이유는? 178
Q13. 마케팅에서 '보이지 않는 것을 보이게 하는' 방법은? 180
Q14. 마케팅에서 물리적 증거(physical evidence)가 중요한 이유는? 182
Q15. 스토리텔링(storytelling)을 잘하는 요령은? 183
Q16. 가장 적절한 마케팅 시기는? 185
Q17. 맞춤형 마케팅의 전략은? 187
Q18. 창의적인 마케팅의 요령은? 188
Q19. 마케팅 아이템 선정 요령은? 189
Q20. 가격 마케팅은 괜찮은가? 190
Q21. 마케팅 평가가 중요한 이유는? 192

II. 실전 병의원 마케팅을 위한 Q&A

1. 마케팅 어디까지 해야 하는가? 195
   Q1. 간판은 비싼 것이 좋은가? 195
   Q2. 홈페이지 개설에 어느 정도로 투자하는 것이 좋은가? 196
   Q3. 오프라인 광고(버스·지하철, 마트, 엘리베이터 광고 등)는 도움이 되는가? 197
   Q4. 마케팅을 위한 포털사이트 활용법은? 198
   Q5. 키워드 검색광고(파워링크)를 효율적으로 하는 방법은? 199
   Q6. 블로그를 해야 하는가? 200
   Q7. 카페는 해야 하는가? 201
   Q8. 유튜브 채널 운영이 도움이 되는가? 202
   Q9. 영상을 활용한 마케팅 방법은 도움이 되는가? 203
   Q10. 책 출간이 도움이 되는가? 203
   Q11. 의료광고 심의에 저촉되지 않는 노하우는? 204

2. 블로그를 제대로 활용하는 방법은? 207
   Q1. 블로그를 잘 하는 비법은? 207
   Q2. 블로그 운영에서 중요한 것은? 208
   Q3. 블로그 운영 시 주의해야 할 점은? 209
   Q4. 블로그 글의 주제는 어떻게 선정하는가? 210
   Q5. 감성 블로그가 도움이 되는가? 211
   Q6. 블로그 작성 시 키워드 선정을 잘하는 방법은? 212
   Q7. 블로그에 올릴 사진을 잘 찍는 요령은? 213
   Q8. 블로그에 올릴 그래픽을 잘 만드는 요령은? 215

Q9. 블로그에 올릴 동영상을 잘 찍는 요령은? 216
Q10. 블로그 글을 원장이 직접 작성해야 하는가? 217
Q11. 블로그 운영을 도와주는 업체 선정 시 주의할 점은? 218
Q12. 블로그 글이 포털 사이트 상단에 노출되게 하는 비결은 무엇인가? 219
Q13. 한 달에 몇 편 정도의 블로그 글이 적당한가? 220
Q14. 블로그 글의 부정적 댓글을 관리하는 요령은? 220
Q15. 고객들이 개인 블로그에 우리 병의원의 글을 작성하게 유도하는 방법은? 221

3. 유튜브를 제대로 활용하는 방법은? 222
Q1. 병의원에서 유튜브 채널을 만들 필요가 있는가? 222
Q2. 유튜브 채널 운영 시 주의할 점은? 223
Q3. 한 달에 몇 편 정도의 유튜브 영상을 촬영하는 것이 좋은가? 224
Q4. 유튜브 채널을 관리해주는 업체를 선정 시 주의할 점은? 224
Q5. 유튜브 조회수를 올릴 수 있는 비결은? 225

4. 영상홍보를 제대로 활용하는 방법은? 227
Q1. 어떤 내용의 병의원 홍보 영상을 촬영하는 것이 좋은가? 227
Q2. 병의원 홍보 영상을 잘 활용하는 방법은? 228
Q3. 병의원 홍보 영상은 언제 촬영하는 것이 좋은가? 229
Q4. 병의원 홍보 영상 촬영 시 주의해야 할 점은? 229
Q5. 병의원 홍보 영상 촬영 업체를 선정 시 주의할 점은? 230

참고도서 목록 232
저자 이성근 원장의 집필 후기 인터뷰 236

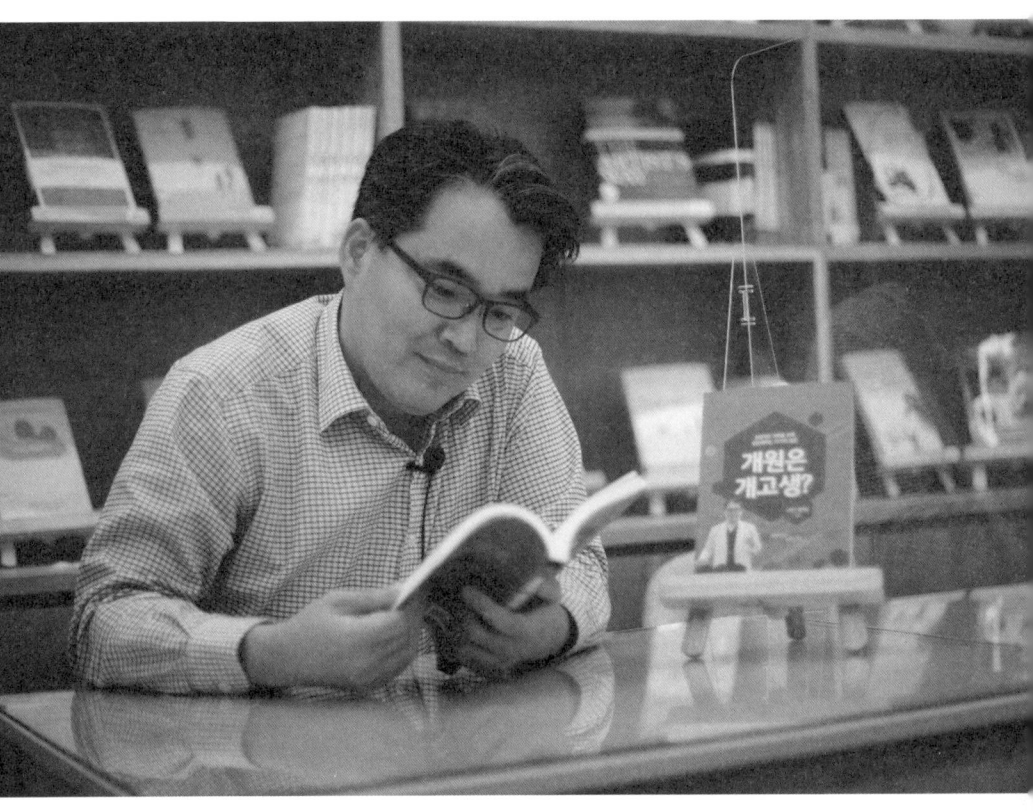

○ 병의원 경영은 개고생?

성공하는 병의원 경영과 마케팅 노하우

직원관리
조직관리
진료·상담
고객관리
병의원 경영

성공하는 병의원 경영 노하우 01

성공하는 병의원 경영 노하우 I

직원관리

1. 직원은 파트너입니다.
2. 직원을 인재로 키우는 8가지 방법
3. 좋은 직원의 요건과 직원 선발 시 주의점

#장편한외과의 직원관리

직원관리_❶

직원은
파트너입니다.

저는 직원은 파트너라고 생각합니다. 하지만 저의 생각에 반대하시는 분도 계십니다. 직원은 그냥 월급 주고 일 시키는 사람일뿐이라고 생각하시는 것입니다. 과연 직원은 파트너일까요?

제가 장편한외과의원을 개원하고 나서 직원문제가 참 힘들었고, 지금도 가끔씩 힘듭니다. 특히나 직원들이 퇴사할 때가 더욱 그러합니다. 조금 안정화될만하면 한 번씩 직원들의 갈등이 심화되곤 합니다. 그때마다 어찌해야 할지 고민되는 것이 사실입니다.

장편한외과의원은 직원 3명이서 개원을 했습니다. 그리고 지금(2021년 7월)은 저까지 10명이 일하고 있습니다. 짧은 기간 동안 직원 수가 많아지다 보니 우여곡절이 많았습니다. 입사 일주일 만에 그만두시는 분은 그나마 감사했고, 입사 3일 만에 그만두시는 분이 세 분 정도 계셨습니다. 심지어 입사 3시간 만에 그만두는 분도 계셨습니다. 그때마다 저는 고민했습니다. 뭐가 문제일까? 내가 문제인가? 사람을 너무 급하게 뽑아서 그러한가? 월급이 적어서인가?

개원선배들은 직원관리는 풀리지 않는 숙제라고들 이야기하십니다. 그렇다고 포기해서는 안 되는 문제인 것 같습니다. 직원문제는 병의원 경영의 시작이자 끝이라고 해도 과언이 아닙니다. 워낙 중요하고, 다양한 의견들이 존재하기에 인사에 관련된 논의는 책 한 권 분량으로도 모자랄 것입니다.

직원관리에서 제가 첫 번째로 이야기하고 싶은 점은 '직원에 대한 잘못된 시각부터 바꾸어야 한다.'는 것입니다. 직원을 절대 '소모품, 대체부품, 최소화할 비용'으로 보지 않아야 합니다. 직원을 비용의 관점에서 인식하던 것에서 탈피하여 이제는 '가치 창출의 원천, 수익 창출의 원천'으로 인식해야 합니다.

물론 직원을 가족처럼 대하면 안 됩니다. 오히려 직원을 고객처럼 대하는 것이 좋습니다. 고객에게 최고의 서비스를 제공하기 위해 노력하는 것처럼 직원들에게도 동일하게 좋은 서비스를 제공하기 위해 노력해야 합니다. 불황기에도 결코 직원을 소홀히 생각하지 말아야 하며, 병원 매출이 떨어지면 가장 먼저 직원들의 사기부터 돌봐야 합니다. 매출감소보다 더 큰 위기는 인재를 잃는 것이기 때문입니다. '가까이 있는 사람을 기쁘게 하면 멀리 있는 사람은 저절로 찾아온다(近者說遠者來)'고 했습니다. 인적 서비스 품질을 가장 효과적인 자산으로 인식해야 하며, 경영의 중심에 직원을 두어야 하겠습니다.

직원이 병의원 경영에서 중요한 이유는 '직원이 고객에 눈에 비친 조직 그 자체'이기 때문입니다. 고객의 입장에서는 직원을 보고 병의원을 평가할 수 밖에 없습니다. 물론 고객입장에서는 원장이 가장 중요하겠지만 가장 많이 접하는 직원들의 모습에서 병원을 평가하는 경우가 많습니다. 진료실에서 원장이 아무리 잘해도, 데스크에서 망치면 도루묵이 되어 버립니다. '100-1=?'의 정답은 수학에서는 99이지만 병의원 경영에서의 정답은 '0'입니다. 100번의 MOT(진실의 순간, 고객과의 접점)에서 한 번만 잘못해도 고객은 실망하기 때문입니다. 원장이 고객과 만나는 MOT보다 직원이 고객과 만나는 접점이 수십 배는 많다는 것을 원장은 알아야 합니다. 고객의 입장에서 보면 '직원 한 사람, 한 사람은 곧 병원 자체'라는 것을 잊지 말아야 합니다.

따라서 병의원의 원장들은 직원을 인재로 만들어야 하며, 우수한 직원이 떠나지 못하게 해야 합니다. 이렇게 중요한 직원을 그럼 어떻게 원장의 파트너로 만들 수 있을까요? 방법은 다양한데 가장 중요한 것은 '직원을 만족시키는 것'입니다. 일하는 즐거움을 느끼며 사는, 신바람 나는 행복한 세상(생생지락, 生生至樂)을 만들어야 합니다.
최고 인재를 최고 대우하면, 최대 성과라는 핵심역량의 선순환이 만들어집니다. 직원만족도가 5% 증가하면 고객만족도는 1.4% 증가하며, 이것은 다시 수익성 1% 증가로 이어진다는 연구보고도 있습니다.

#장편한외과의 직원관리
1. 장편한외과 직원이 그만둔 이유

여러 이유가 있었지만 저의 잘못이 컸던 것 같습니다. 원장이 잘해야 되는데 제 불찰이 컸습니다. 이렇게 글을 적으려고 하니 그만두신 직원분들께 죄송함이 먼저 밀려옵니다.

1. 개원 초기에 일이 힘들어서 그만두는 분이 계셨습니다. 외과에서 근무를 안 해보신 분들이 특히 그러했습니다. '외과가 이렇게 힘든 줄 몰랐다.'라고 하시는 분이 제법 계셨습니다. 그 이후 저는 면접볼 때마다 '외과는 힘드니까 심사숙고하고 지원하세요.'라고 말씀드립니다.

2. 직원 간의 갈등이 있었습니다. 특히나 신규가 아니라 경력자인 경우에 더 흔했습니다. 3시간 만에 그만두신 분은 다른 의원에서 고참으로 일하다가 오셨는데 오시자마자 데스크에 앉아서 분위기를 파악하셨습니다. 그리고 점심시간에 은행을 다녀오신다고 하시면서 사라지셨습니다. 3개월 정도 일하시고 그만두신 분도 퇴사하시면서 저에게 '기존의 멤버와 어울리는 것이 힘들었다.'고 말씀하셨습니다. 경력자들은 기존의 스타일이 있기 때문에 새로운 곳에서 다른 사람과 팀워크를 맞추는 것이 쉽지 않아 보였습니다. 특히 '내가 다니던 병원에서는 이렇게 했었다.'라고 자주 말씀

하시는 분은 특히나 적응하는 것에 힘들어하셨습니다.

3. 입사 3개월 후 제가 재계약을 하지 않은 경우도 일부 있었습니다. 저는 입사 3개월 후 계약서를 다시 적으면서 연봉협상을 다시 합니다. 면접에서 직원을 한눈에 정확히 파악하는 것이 힘들다고 생각하기 때문입니다. 대부분 입사 3개월 후 재계약을 하면서 연봉을 인상합니다만 초반에 몇 분은 제가 재계약을 하지 않아서 퇴사하셨습니다. 재계약을 하지 않은 이유는 팀워크가 부족했거나 저희 병원과 스타일이 맞지 않는다고 생각했기 때문입니다.

4. 개인사정상 퇴사하신 분도 계십니다. 집안사정으로 그만두시는 분도 계셨고, 지병으로 인해 그만둔 분도 계셨습니다.

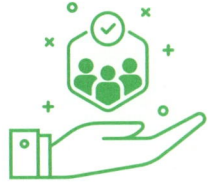

직원관리_❷

직원을 인재로 키우는 8가지 방법

직원을 인재로 만드는 다양한 방법 중 제가 생각하는 중요한 2가지는 '높은 급여와 복지'입니다.

1) 높은 급여

직장생활을 하는 우리는 프로이고, 프로는 실력으로 말하며, 연봉으로 대우받는다고 생각합니다. 그래서 가장 먼저 직원들의 월급을 높이 책정하는 것이 중요합니다.

사실 장편한외과의원의 직원들 월급이 다른 곳보다 월등히 많아서 주위 원장님에게 혼난 적이 있습니다. 장편한외과의원에서 면접을 보고 근처의 다른 병원에 갔는데, 우리가 그곳보다 20만 원은 더 준다고 이야기했다는 겁니다. 하지만 우리 직원들 이야기를 들어보면 또 그것이 틀린 것은 아니라는 생각이 듭니다. 장편한외과는 일이 힘드니까 월급이 많아야 한다고 생각합니다.

제가 개원하기 전 봉직의 생활을 12년 했는데 그때를 뒤돌아보면 '일은 힘들어도 월급이 많은 것이 정답'인 것 같습니다. 시장 급여수준보다 적어도 10~15% 정도는 높게 책정하는 것이 맞다고 생각합니다. 조사에 따르면 직장을 떠나는 가장 큰 이유는 연봉(그 다음은 불안한 비전)이고, 직원의 희망은 급여와 휴일이 많은 것이라고 합니다.

시간외 근무수당도 마찬가지입니다. 일반적으로는 근무시간 30분 후부터 시간외 근무수당을 인정하는 경우가 많습니다. 하지만 저희 장편한외과의원은 근무시간 1분 후부터 시간외 근무수당을 카운트합니다. 그리고 출근도 정시보다 1분이라도 일찍 출근하면 시간외수당으로 다 인정하고 있습니다. 저는 그것이 맞다고 생각합니다.

2) 복지

두 번째로 중요한 것은 직원 복지입니다. 사실 이 부분은 원장의 생각과 직원의 생각이 조금 다릅니다. 무엇보다 중요한 것은 직원이 원하는 복지를 제공해야 한다는 것입니다.

저희 병원 간호부장이 원하는 복지는 '정시퇴근'입니다. 초등학교 아들 두 명을 키우고 있는 맞벌이이기 때문에 빨리 집에 가야 하는 것입니다. 시간외수당을 아무리 많이 준다고 해도 간호부장은 정시퇴근을 더 좋아합니다.

저희 병원 간호팀장은 커피를 시켜주는 것을 좋아합니다. 저 역시나 달달한 커피를 좋아하기 때문에 즐거운 마음으로 함께하고 있습니다. 힘든 와중에 마시는 커피 한 잔은 영화 '쇼생크탈출'에서 옥상에서 마시는 맥주처럼 자유를 얻은 기분을 주기 때문입니다. 일반적으로 사람들은 '먹는 것에 집착하는 경향'이 있다고 합니다. 따라서 먹는 것은 최고수준을 유지하는 것이 여러모로 좋습니다.

저희 병원 간호실장은 풍족한 간식을 좋아합니다. 코로나19 때문에 회식을 못 하기도 하지만, 저 역시나 퇴근 후에는 가족들과의 시간을 더 소중히 여기기 때문에 저희 병원은 회식 대신에 간식을 풍족하게 누리고 있습니다.

저는 직원들의 복지를 위해 가끔씩 이벤트를 하곤 합니다. 그 효과는 실로 대단합니다. 가장 즐겨하는 것은 '조기 퇴근제'입니다. 수술이 없고, 입원 고객이 다 퇴원하시면 직원 2명만 남고 다른 직원들은 빨리 퇴근합니다. 직원들은 엄청 좋아합니다. 학교 다닐 때 땡땡이치는 기분이 최고였듯이 말입니다.

두 번째로는 '뽑기와 사다리타기'입니다. 실적이 좋았던 한 주의 토요일에 뽑기나 사다리타기를 해서 직원들에게 보너스를 주는 것입니다. 예상하지 못 했던 소소한 행복은 사람을 기쁘게 하는 것 같습니다. 기대하지 않았던 용돈을 받는 기분처럼 말입니다.

아마 다른 병의원에도 다양한 직원복지 제도가 있을 것입니다. 직원과 직원 가족의 진료비를 할인하고, 경조사비(생일 등)를 지원하며, 휴가비를 주는 것은 기본일 것입니다. 병의원에 맞는 복지제도를 만들고, 직원들이 원하는 복지혜택을 늘리는 것이 중요할 것입니다.

3) 관심과 애정

원장 입장에서는 가장 손쉬운 방법이 직원들에게 관심과 애정을 보여주는 것입니다. 추가적인 비용이 안 들기 때문에 가장 경제적인 방법이기도 합니다. '돈보다 중요한 것은 관심과 사랑'이라고 하니 얼마나 다행입니까? 하지만 실제로 이러한 '관심과 애정'을 주는 것을 제대로 못하고 있는 것이 현실입니다.

먼저, 원장은 직원의 이야기를 들어줘야 합니다. 그리고 정을 주고받는 만남을 자주 가져야 합니다. 한 달에 한 번 이상 개인면담시간을 갖는 것도 좋고, 직원들과 가끔씩 식사를 같이 하는 것도 좋습니다.

둘째, 원장은 직원을 진심으로 존중해야 합니다. 진솔하고 깊은 관계를 맺을 때 헌신과 애정이 나올 수 있습니다.

셋째, 원장은 직원을 칭찬하고, 믿고, 격려하고, 신뢰해야 합니다.

넷째, 원장은 직원의 발전에 관심을 갖고 관여해야 합니다. 직원의 목표에 관심을 기울이고, 직원의 열정을 찾아내어 믿어주고 지지하며 응원해야 합니다.

4) 인센티브

인센티브가 과연 좋은가에 대해서는 원장님마다 의견이 다소 다를 수 있습니다. 저는 매우 필요하다고 생각합니다. 프로에게는 일한 만큼 대우가 필요하다는 것이 저의 주장입니다. 저는 과거에 건강검진센터에서 오래 일한 적이 있습니다. 아시는 분들은 아시겠지만 건강검진센터는 10월부터 12월까지 3개월 정도가 엄청 바쁩니다. 마지막 3개월 동안의 매출이 1월부터 9월까지의 매출과 같을 정도입니다. 그렇게 바빠도 직원들이 열심히 일하는 이유는 일을 많이 한 만큼 인센티브를 많이 주기 때문입니다. 성과가 좋으면 12월 성과급이 한 달 월급의 2배는 나오기 때문에, 일이 힘들긴 해도 그들은 불만이 없었습니다. 저 역시나 그러했습니다. '잘하면 당근을 많이 주고, 잘못하면 당근을 조금 줘라.' 라는 말을 개인적으로 참 좋아합니다. 인센티브는 '의욕을 높이는 절대적인 요건'입니다.

단 인센티브를 줄 때 조심해야 할 점이 있습니다.
첫째, 경쟁을 일으키는 인센티브가 아닌 창조적 아이디어로 서로 협업함으로써 달성하는 것에 대한 보상이 주어져야 합니다. 그래야 직원 간의 갈등이 없습니다.
둘째, 기회는 평등하되, 성적에 따라 차등을 두는 것이 공평합니다. 열심히 일한 직원을 편애하는 것은 잘못된 것이 아닙니다. 단 공개적으로 하지 말고, 다른 직원이 모르게 편애해야 합니다. 다른 직원이 알면 그 직원은 왕따가 되고, 결국 그 직원이 그만두게 되기 때문입니다.
셋째, 상과 벌의 평가제도 기준이 분명하고 미리 약속되어야 합니다. 기준이 없는 평가는 상대방의 반발심을 일으키므로, 임금체계 및 인사고과가 투명하고 공정해야 합니다.
넷째, 그 기준은 병원 발전 전략에 합치하고, 병원의 핵심가치를 반드시 평가해야 합니다.
마지막으로, 이벤트성 프로모션(목표 달성 시 보상)은 도움이 되며, 나중의 일확천금보다 당장의 작은 보상이 더 낫습니다.

5) 적재적소 직무배치

직원을 인재로, 특히나 직원을 전문가로 만들기 위해서는 그 직원에게 가장 적합한 역할을 부여하고 훈련시키는 것이 필요합니다. 저도 처음에는 직원들을 로테이션하면서 역할을 부여했습니다. 하지만 이제는 전문화시켰습니다. 물론 한 가지만 하는 것이 아니라 2~3가지 역할을 하되, 주요 임무를 부여하는 것입니다.

가장 적합한 자리에 가장 적합한 인력을 배치하는 것은 중요합니다. 그래야 직원들이 진정 즐겁게 일할 수 있게 됩니다. 직원들은 멀티플레이가 아닌 전문가가 되기를 원합니다(멀티플레이 역할을 요구받으면 대부분 이직합니다.)

직원을 업무 배치할 때 주의할 점도 있습니다.

첫째, 강점이 성과에 결부되도록 직원을 배치해야 합니다. 사람 만나는 것을 싫어하는 사람을 접수데스크에 배치하면 안 됩니다. 수술하는 것을 좋아하는 사람은 수술실에 배치해야 하며, 라인을 잘 잡는 사람은 병실에 배치해야 합니다. 직원들의 능력을 있는 그대로 적재적소에 잘 이용하는 것이 현명한 일입니다.

둘째, 각자가 모두 독특한 구성원들의 에너지와 재능이 최대한 발휘될 수 있도록 신경을 써야 합니다. 가장 일반적인 실책은 직무를 좁게 설계함으로써 아무리 뛰어난 사람이라도 성장할 수 없게 만드는 것입니다.

셋째, 개인의 각자 다른 감정, 외향성, 개방성, 친밀성, 성실성 등을 감안하여 조화를 이룰 수 있도록 배치해야 합니다. 그런데 사실 이것이 가장 어렵습니다.

6) 존중

직원을 인재로 만들기 위해서는 직원을 존중하고, 수평적 조직구조를 만드는 것이 좋습니다.

첫째, 직원들에게 잔소리를 하면 안 됩니다. 잔소리가 늘어날수록 직원들의 거짓말도 늘어나기 때문입니다. 특히 식사 때나 회식 때는 업무 이야기를 꺼내면 안 됩니다(하지만 이것이 정말이지 참 안 됩니다.) 원장은 말을 아끼아 하며, 지시사항은 되도록 일관되고 짧게 해야 합니다.

둘째, No라고 말하는 직원에게 감사해야 합니다. 구성원들의 문제 제기는 그 자체로 인정해주고 감사해야 할 고마운 일이기 때문입니다.

셋째, 직원과 대화해야 합니다. 직원들의 생활 속으로 걸어 들어가 자유롭게 쏟아내는 생각과 불만을 들어보는 것은 큰 도움이 됩니다. 직원을 대상으로 '병원 발전을 위한 설문'을 시행하고, '병원발전을 위한 해결과제', '불편사항', '고객만족 아이디어', '전문분야에서 개선과제' 등의 의견을 듣고 포상하는 것이 필요합니다. 창의적인 아이디어가 수평적으로 교환될 수 있는 유연한 조직구조가 직원을 인재로 만듭니다.

넷째, 지위에 상관없이 동등하게 대우받고 있다고 직원들이 느끼게 해야 합니다.

마지막으로, 직원에게 권한을 부여합니다. 권한부여는 직원의 자율과 열정을 촉진하는 역할을 합니다. 사소한 것에 원장이 개입하는 일이 많아질수록 직원들은 일하는 척만 하게 되므로, 스스로 문제를 해결하도록 이끄는 여유가 필요합니다. 'Yes'를 말할 수 있는 권한이 직원에게 부여되어야 하며, 혁명에 가까운 권한 위임이 필요합니다.

7) 교육
직원을 인재로 만드는 방법 중 교육만큼 중요한 것이 또 있을까 싶습니다. 원장은 직원을 채용하고, 교육하고, 평가하고, 보상하는 데 끊임없이 신경써야 합니다.

'천재에 의존하지 마라. 평범한 사람으로 하여금 비범한 일을 하도록 만들어야 한다.' 라는 말처럼 원장은 직원들이 잠재력을 마음껏 발휘할 수 있도록 분위기를 조성해야 합니다.

첫째, 원장이 어떤 생각을 하고 중시하는지 끊임없이 알려야 합니다. 그래야 직원들이 원장의 생각을 알게 되고, 원장 스타일대로 행동하게 됩니다.
둘째, 직원들이 자기계발과 재충전에 노력을 기울이게 할 수 있는 방법을 찾아야 합니다. 직원들에게는 전문가로서의 자부심과 그 전문 기술을 고도화시키고 싶다는 자기실현 욕구가 있습니다. 그 욕구를 충족시키기 위해 자기 계발비를 지원하거나 워크숍을 하는 것도 좋습니다.

8) 실패 용납과 빠른 해고
직원을 인재로 만들기 위해서는 실패를 용납해야 합니다. 실수한 직원을 나무라면 직원들은 시도하지 않을 것입니다. 실패하는 직원보다 변화를 두려워하는 직원을 멀리해야 합니다.

물론 그 실패가 반복되어서는 안 됩니다. 6번 시켜도 고쳐지지 않으면 무능한 직원입니다. 그리고 무능한 직원은 퇴출되어야 합니다. 해고를 지연

하면 전체 조직에 해가 되므로, 조직 내 인재상에 걸맞지 않은 사람이 있다면 단호히 퇴출조치해야 합니다. 자고로 직원은 천천히 고용하고 빠르게 해고해야 합니다.

물론 이 이외에도 직원을 인재로 만드는 방법은 더 있을 것입니다. 그리고 이러한 다양한 방법 중에서 원장님마다 좋아하는 방법이 다를 것입니다. 중요한 것은 원장 스타일대로, 병원의 상황에 맞는 방법을 선택해서 잘 활용하는 것입니다.

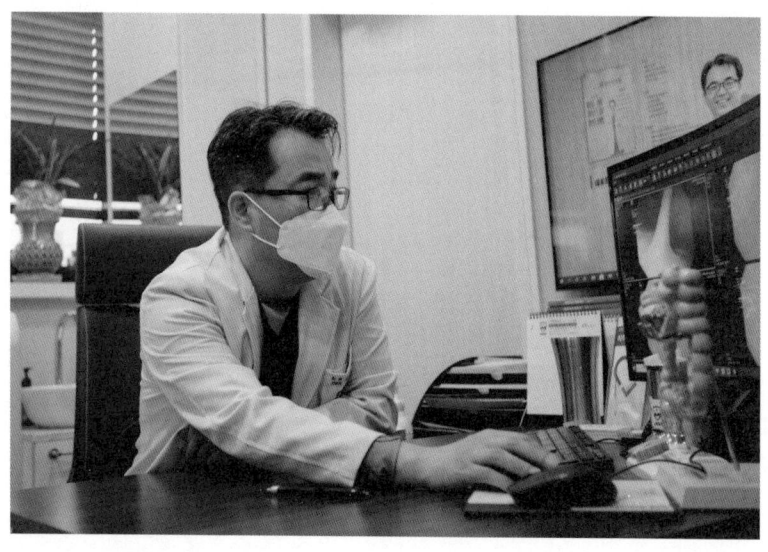

#장편한외과의 직원관리
2. 장편한외과의 직원복지

나름 최선을 다해서 직원들의 복지를 위해 노력을 하고 있다고 생각하는데 아직은 부족할지도 모르겠습니다. 최근 제가 시행한 직원복지를 소개해드립니다.

● **직원실 냉장고 가득 채우기**

저는 물과 음료수와 커피를 자주 마시는 편입니다. 전공의 시절에 요로결석으로 쓰러진 적이 있기 때문입니다. 아마도 몇 시간씩 되는 수술 중에 화장실을 갈 수가 없어 물을 적게 마신 것이 영향이 있었을 것입니다. 요로결석 쇄석술을 몇 번 하고 난 뒤 저는 물이나 음료수나 커피를 수시로 마십니다. 특히 0칼로리 탄산음료를 좋아합니다. 그래서 저의 병원 직원 냉장고에는 음료수가 가득 차 있습니다.

● **맛있는 점심과 커피 후식**

직원과의 연봉계약서에는 임금에 점심식사비가 포함되어 있습니다. 하지만 오전에 너무나 열심히 일한다는 것을 알고 있기에 어느 날부터는 병원카드로 점심을 시켜먹고 있습니다. 특히나 금요일 점심은 다 같이 정말 맛있는 것(아웃백, 빕스, 수육 등)을 시켜먹습니다. 그리고 거의 매일 오후에 커피를 시켜먹습니다(지난달에는 점심과 커피 값만 200만 원 정도 나왔습니다.)

● 겨울 단체 롱패딩과 봄 단체 바람막이 재킷

작년 겨울은 유난히 추웠고, 11월 초부터 한파가 일찍 찾아왔었습니다. 그래서 저희 장편한외과는 11월 초에 전 직원에게 롱패딩(53만 원)을 단체로 구매했습니다. 덕분에 직원들이 출퇴근할 때 따뜻하게 지냈습니다(직원 한 분은 2주후 재계약 시기였고, 재계약을 하지 않을 계획이었으나 그분도 사 드렸습니다.) 올해 봄에는 단체로 재킷(15만 원)을 구매했는데 겨울보다는 잘 안 입고 다녀서 개인적으로 약간 실망했습니다(물론 디자인과 메이커는 직원들이 결정했습니다.)

● 인센티브

장편한외과의원을 개원하고 1년 동안은 두 달에 한 번씩 인센티브를 개인당 50만 원씩 드렸습니다. 개국공신을 대우해드리기 위해서였습니다. 개원 초반에 다들 힘들었고, 직원을 구할 때까지 으쌰으쌰하면서 힘겹게 병원을 세팅했기에 너무나 감사했습니다. 개국공신들에게는 작년에 특별휴가(3일)와 특별휴가비를 따로 드렸습니다. 작년 연말 성과급도 드렸습니다. 직급에 따라 다르게 드렸는데 간호부장에게는 200만 원을 추가로 드렸습니다. 명절 떡값은 20만 원씩 드렸고, 여름휴가비는 30만 원씩 드렸습니다.

● 시간외수당과 높은 임금

구체적인 금액은 따로 기술하지 않겠습니다만 다른 병원과 비교하여 상당히 높은 편입니다.

● **직원 업무의 전문화**

직원 역할을 로테이션하면서 시행하는 것이 장기적으로는 병원입장에서 유리합니다. 하지만 직원들 입장에서는 한두 가지 일을 전문적으로 하는 것을 더 좋아합니다. 그래서 저희는 다양한 일을 기본적으로 할 수 있게 되면 가장 좋아하는 일을 전담해서 할 수 있도록 하고 있습니다. 이 과정은 다른 구성원들과의 조율이 상당히 필요합니다. 그 과정에서 일부 직원은 퇴사하기도 했습니다.

● **기타**

매달 한 권씩 직원들이 원하는 책을 구매해서 선물로 드립니다. 성과가 많은 날에는 카톡으로 종종 선물을 드립니다. 지금까지 15번 정도 드렸던 것 같습니다. 일이 일찍 마무리되고 고객분이 적은 날은 조기퇴근제를 시행하고 있습니다.

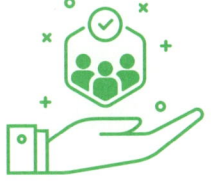

직원관리_ ❸

좋은 직원의 요건과 직원 선발 시 주의점

어떤 직원이 좋은 직원인가에 대해서도 의견이 원장마다 다를 것입니다. 이 역시나 원장님마다 취사선택해서 직원 구인 시 원장 본인에 맞는 요건들을 우선시하면 될 것입니다.

저는 직원을 선발할 때 저와 가치관이 비슷한 사람을 우선시합니다. '가치관을 공유할 수 없는 사람을 채용해서는 안 된다.' 라고 합니다. 원장의 마인드와 맞지 않는 사람과는 오래 같이 갈 수가 없습니다. 따라서 처음부터 원장과 스타일이 비슷한 사람을 선발하는 것이 필요합니다. 그러기 위해서 원장은 본인의 비전을 공유해야 합니다. 능력도 중요하지만, 능력보다는 태도가 더 중요하며, 태도보다는 가치관이 훨씬 더 중요합니다.

두 번째로 중요한 것은 태도입니다. 능력보다는 태도가 우선입니다. 기술이 아무리 뛰어나더라도 태도가 훌륭하지 않으면 채용하면 안 됩니다. 기술은 훈련이 가능하나 태도는 바꿀 수가 없기 때문입니다. 병원에 필요한 태도는 정직, 열정, 팀워크, 커뮤니케이션 능력, 배려, 미소, 사교성, 솔직, 기민(머리), 플러스 발상, 공부에 대한 흥미, 섬기는 자세, 철저함, 충성스러움, 절제력, 감사하는 자세, 자기훈련, 온순함, 신뢰성, 인내, 바른 양심, 일에 대한 윤리, 긍정적인 자세, 자신감, 붙임성, 유머 등입니다. 사람에 대한 기본 예의가 없거나, 지나치게 자기어필하거나, 다른 병원 험담을 하는 사람은 선발해서는 안 됩니다.

세 번째로 중요한 것은 팀워크입니다. 장편한외과가 지금까지의 직원고용에서 가장 큰 어려움을 겪고 있는 부분이 이 부분입니다. 직원이 여러 명이고, 개인적인 색깔이 뚜렷하다 보니 서로 융화되는 직원을 구인하는 것이 참으로 힘듭니다. 팀워크를 위해서는 남의 지혜를 잘 사용할 줄 아는 능력, 주인의식, 리더십, 자발적 참여, 미래지향적 도전, 매너, 배려와 다양성의 인정, 뛰어난 대인관계, 훌륭한 대화기술 등이 필요합니다. 비슷한 유형의 인재를 많이 선발하지 않는 것도 좋은 방법입니다.

그 외에도 직원들을 선발할 때는 고객중심 마인드, 능력, 잠재력, 에너지 등을 고려해야 합니다. '의료는 비즈니스'라는 인식을 확실하게 지니고 있는 직원이라면 금상첨화입니다. 분명한 재능과 좋은 경력과 능력이 있다면 말 그대로 '땡큐'입니다. 잠재력이 뛰어나고, 남다른 경력과 관점으로 남과 다르게 생각하고 판단하며, 성장 가능성과 거시적 안목과 비전을 향한 도전의식이 있다면 더할 나위 없을 것입니다. 그리고 에너지가 넘친다면 이보다 더 좋은 직원이 없을 것입니다.

그렇다면 직원을 선발할 때는 어떻게 해야 할까요?
가장 좋은 방법은 과감히 투자해서 스카우트 하는 방법입니다. 제가 가장 효과를 본 방법이며, 제가 가장 하고 싶은 방법입니다.
두 번째는 오랜 시간(1시간 이상) 면접을 보는 것입니다. 적성검사, 성격 유형검사(MBTI), 심층면접, 문제해결 시뮬레이션, 의사결정 실습, 체크리스트, 자기 소개서, 자격 확인, 통근방법 확인 등 많은 대화를 하다 보면 병원에 맞는 직원인지 알 수 있습니다. 면접자의 내면을 알 수 있는 좋은 질문을 던지는 것도 필요합니다.
세 번째는 함께 일할 사람의 의견을 참고하는 것입니다. 함께 일할 직원이 추천하는 사람을 선발하는 것도 좋습니다. 그래야 팀워크 있게 잘 융화됩니다.
네 번째로 평가기준을 명확히 하고, 모든 지원자들을 동일하게 면접 보는 것이 필요합니다. 이전 직장에 확인 전화하는 것도 도움이 됩니다.
마지막으로 성의 있고 진실한 구인광고가 중요합니다. 실제적이고 구체적인 모집 내용(근무조건, 담당업무 제시)을 알려주는 것이 좋은 직원을 선발하는 지름길입니다.

#장편한외과의 직원관리
3.장편한외과의 직원면접

직원 3명에서 시작하여 지금 9명이 될 때까지 직원면접을 30번은 본 것 같습니다. 아직 더 많은 면접을 봐야겠지만 면접은 할 때마다 참 어렵습니다. 짧은 시간 안에 상대가 어떤 사람인지를 알아내는 것은 쉽지 않습니다.

● **저희는 장시간 면접을 봅니다.**

물론 별로 마음에 들지 않으면 면접시간이 짧습니다. 하지만 '이 사람 괜찮다.' 라는 느낌이 오면 1시간 정도 면접을 봅니다(현 간호부장은 저랑 처음 만났을 때 면접을 1시간 정도 했는데 나중에 이야기를 들으니 하도 말을 많이 해서 입에서 단내가 났다고 합니다.) 오랜 시간 면접을 보면 좋은 점이 많습니다. 자연스럽게 어떤 사람인지 알게 되고, 우리 병원에 맞는 사람인지 알게 될 확률이 높습니다. 그래서 저는 주로 제가 쉬는 수요일이나 목요일 오후에 면접을 보는 편입니다.

● **제가 면접을 보고 나면 직원대표와 함께 면접을 봅니다.**

면접시간의 80% 정도는 제가 면접을 보고, 나머지 20%는 직원대표(주로 간호부장)와 함께 면접을 봅니다. 그리고 면접 후에 직원대표에게 병원소개를 부탁합니다. 면접자가 돌아가고 나면 직원대표에게 의견을 묻습니다. 직원의 의견은 상당히 중요합니다. 원장이 좋아서 사람을 뽑아도 직원들이 싫어하면 결국 그 직원은 적응하지 못하게 되어 그만두게 됩니다. 물론 원장이 좋아하는 사람을 뽑아야겠지만 직원들의 반대가 있다면 재고할 필요가 있습니다.

● **지원자들 중에 2명 정도만 면접을 봅니다.**

다행히 장편한외과에 지원하시는 분이 제법 있으십니다. 일반적으로는 지원자가 적어서 지원을 해주시는 것만으로도 감사하다고 하는 원장님이 많으십니다. 지원자를 선별해서 직원을 선발하는 것은 복이라고 하기도 하십니다.

장편한외과에 지원한 모든 분을 면접보지는 않습니다. 1차 서류면접으로 2명 정도 선발하고 면접을 진행하는데, 그 선발과정에서도 역시나 간호부장의 의견은 반영됩니다.

저의 경험상 직원들은 나이를 많이 신경 쓰고, 경력이 아주 많은 분보다는 1~2년 정도의 경력자를 좋아하는 것 같습니다. 간호학원을 이제 막 나온 신규도 좋아하기는 하는데 그때는 성격을 많이 고려하는 것 같습니다.

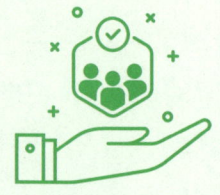

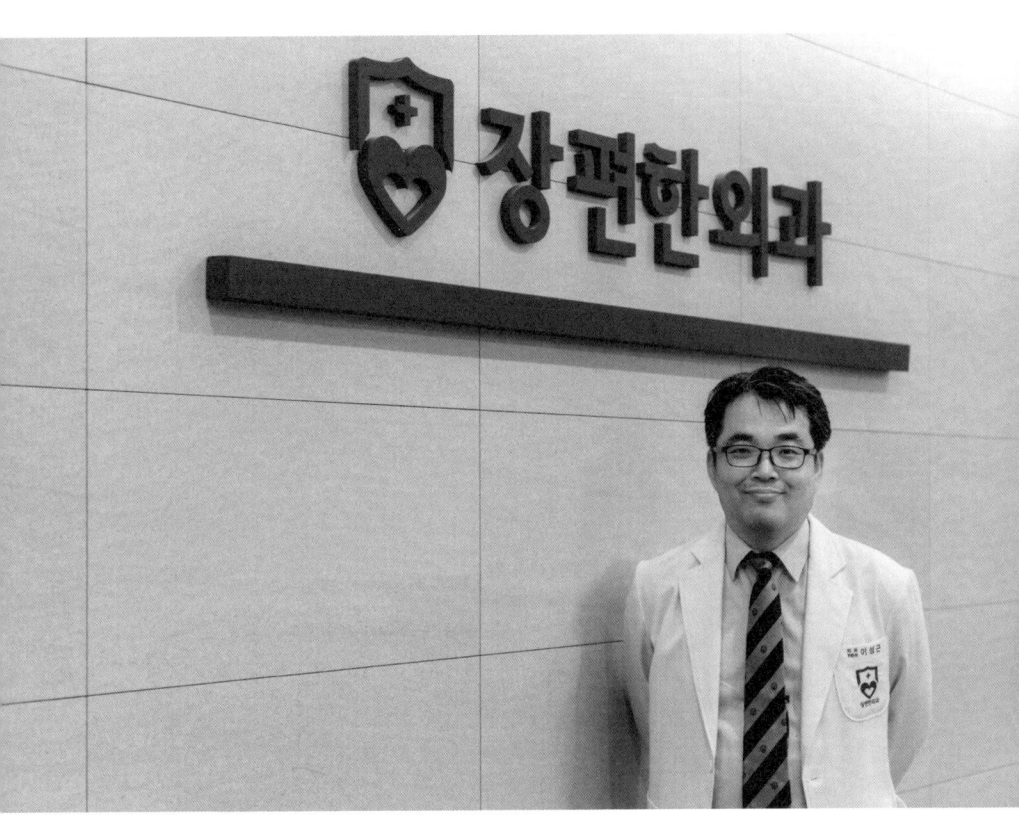

성공하는 병의원 경영 노하우 II

조직관리

1. 목표설정이 먼저입니다.
2. 미션, 비전, 핵심가치가 있어야 합니다.
3. 목표를 달성하기 위한 동기부여 방법
4. 팀워크가 답입니다.
5. 매뉴얼이 필요합니다.
6. 조직의 혁신과 새로운 도전은 필요합니다.
7. 재무관리는 기본입니다.

#장편한외과의 조직관리

조직관리_❶

목표설정이 먼저입니다.

여러분의 병의원은 목표가 있으신가요? 그 목표는 무엇인가요? 그리고 그 목표달성을 위해서 어떤 세부적인 목표가 있으신가요? 그 목표를 이루기 위해서 올해 해내야 하는 일은 무엇인가요? 상반기에 해야 할 일은 무엇인가요? 이번 분기에 해야 할 일은 무엇인가요? 이번 달에 해야 할 일은 무엇인가요? 이번 주에 해야 할 일은 무엇인가요?

이러한 질문에 대답할 수 있다면 여러분은 이 책을 읽으실 필요가 없습니다. 당신은 병의원 경영을 잘하고 있는 것이기 때문입니다.

병의원 조직관리에 있어 가장 먼저 해야 할 것은 목표설정입니다. 그리고 목표는 주먹구구식으로 만들어져서는 안 되고 추상적이어도 안 됩니다.

첫째, 목표는 구체적이고 치밀해야 합니다. 미래의 모습이 구체적이고 생생하게 묘사되어야 하며, 주도면밀해야 합니다.

둘째, 목표는 장기적이어야 합니다. 10년을 준비하는, 10년 정도의 로드맵이어야 하며, 3~5년에 한 번씩은 다시 개원한다는 생각으로 정기적으로 재검토해야 합니다.

셋째, 목표는 높고, 크고, 담대해야 합니다. '5%는 불가능해도 30%는 가능하다.'고 합니다. 높은 성과를 달성하지 못하는 이유는 목표설정 자체가 너무 낮기 때문입니다. 가슴이 뛰는 담대한 목표를 설정해야 합니다.

넷째, 목표는 현실적으로 측정 가능해야 합니다. 숫자는 조직의 성과에 결정적인 역할을 합니다. 모든 목표가 숫자로 표시되고 양적인 목표로 제시되어야 합니다.

다섯째, 목표는 세분화되어야 합니다. 원대한 꿈을 좀 더 작고 관리가 용이한 여러 개의 부분(목표)으로 나누어야 합니다. 결국 계획 세우기는 쪼갬의 작업이며, 잘게 잘린 목표에 시한을 주면 계획이 되는 것입니다. 그리고 조직의 사명을 여러 가지 목표로 세분화하고 무엇이 성공적인 것인지를 확실하게 알려주는 성과측정 도구들을 제시해야 합니다. 구체적인 성과측정 도구는 조직의 우선순위를 명확히 알려주는 역할을 합니다.

여섯째, 목표는 구체적 상황에 맞게 조정하는 것이 필요합니다.

일곱 번째, 목표는 일관되어야 합니다.

여덟 번째, 목표는 시간제한이 있어야 합니다. 목적, 주의사항, 마감일을 알려주지 않은 채 업무지시를 하는 것은 당분간 하지 않아도 된다는 암시와 같습니다.

아홉 번째, 목표는 그것을 추구하는 사람들에 의해서 수용되어야 합니다. 조직 구성원들의 개인목표를 확인하고 이를 어느 정도 충족시켜 줄 수 있도록 해야 하며, 참여의 과정을 통하여 목표설정이 이루어져야 합니다.

마지막으로 목표는 현실적으로 달성 가능한 것이어야 합니다. 무리한 목표는 잘하던 것마저 못하게 만들기 때문입니다.

#장편한외과의 목표

장편한외과의 개원 당시의 재정적인 목표는 소박했습니다. '일단 적자를 면하자. 직원들 월급은 줘야 한다. 적어도 집에 생활비는 들고 가자.' 였습니다. 개원하고 집에 생활비도 가져가지 못하는 선후배, 동기들이 겁을 많이 줬기 때문입니다. 다행히 개원 첫째 달에 흑자를 달성했습니다. 그리고 바로 직원을 한 분 더 모시기로 결정했습니다. 그렇게 3개월을 성장해가면서 저희는 병원을 확장할지 말지 고민했습니다.

장편한외과의 개원 3개월 후의 목표는 1년 안에 병원을 안정화하는 것이었습니다. 다행히 많은 분들께서 장편한외과를 찾아주셔서 6개월 만에 확장을 결정하였습니다. 개원 당시 78평이었는데 40평을 확장하기로 한 것입니다. 운이 좋게도 바로 옆 상가가 비어있었습니다. 추가 공사비로 4000만 원이 더 들었지만 확장결정은 탁월한 결정이었습니다. 그리고 9개월 만에 의사 한 분을 초빙했습니다. 저 혼자 진료를 하면서 수술을 하긴 어려울 만큼 많은 분들께서 찾아주셨기 때문입니다. 물론 혼자서도 할 수는 있었지만 대기시간이 1시간이 넘어가면서 제가 고객분들에게 죄송해서 의사를 초빙하는 것이 낫겠다고 생각했습니다. 주위에서는 개원 1년도 안 되었는데 의사를 구인할 정도로 실적이 좋냐고 물으셨지만 저는 고객에게 좋은 서비스를 제공하는 것이 더 중요하다고 생각했습니다.

장편한외과 개원 1년이 되었을 때의 목표는 '사회공헌을 확장하고, 병원급으로의 확장을 고민한다.' 로 정했습니다. 먼저 내부고객을 만족시키기 위해 직원복지를 강화하고 임금을 더 인상했습니다. 그리고 사회에 공헌하기 위해 기부를 더 하기로 했고, 유튜브 채널을 운영하며 더 많은 분들에게 의료지식을 드리기 위해 노력하고 있습니다.
더불어 병원급으로 성장할 것인가에 대해 심도 깊은 고민을 시작했습니다. 실제로 부지를 알아보고, 동업 후보자와 미팅도 진행했습니다. 지금까지는 계속 동업과 확장이전이 무산되고 있지만 실패를 두려워하지 않고 꾸준히 추진할 계획입니다.

장편한외과의 지금의 목표는 '수원을 대표하고, 대한민국을 대표하는 대장항문 외과의원이 되자.' 입니다 개원 당시에는 '수원을 대표하는'이었는데, 이제는 '대한민국을 대표하는'으로 더 큰 목표를 설정하였습니다. 유튜브 TV 덕분에 포항, 대전, 양평, 서울, 인천, 제주, 완도, 부산에서 오시는 많은 분들을 뵈면서 이제는 전국의 모든 분들을 위해 노력해야겠다고 생각합니다. 치료하고 진료하는 의사로서가 아니라 질병을 예방하고, 국민들의 지식을 함양하는 데 도움이 되고자 노력해야겠다는 목표로 재설정하였습니다.

조직관리_❷

미션, 비전, 핵심가치가 있어야 합니다.

여러분 병의원의 비전과 미션과 핵심가치는 무엇인가요? 개원을 할 때 정했던 미션과 비전을 바꿀 필요는 없나요? 원장님이 가장 중요하다고 생각하는 핵심가치는 무엇인가요? 그 핵심가치를 직원들에게 얼마나 강조하시나요?

미션(Mission)은 '병원의 존재이유는 무엇인가?'이며 병원의 목적(What)입니다. 미션은 핵심가치와 핵심역량의 결합에서 나오는데, 회사의 가치를 사명과 일치시키는 일이 원장이 해야 할 가장 중요한 과제입니다.
장편한외과의 개원 시 미션은 '수원을 대표하는 대장항문외과 전문의원이 되자.' 였습니다. 하지만 최근 그 미션을 변경하였습니다. '대한민국을 대표하는 대장항문외과 전문의원이 되자.' 로 말입니다.

비전(Vision)은 '어떤 병원이 될 것인가?'이며, 병원의 지향점(목표)입니다. 어떤 의사가 되고 싶은지, 어떤 인생을 살고 싶은지에 대한 대답이 비전입니다. '비전 없는 행동은 악몽이고, 행동 없는 비전은 백일몽이다.' 라는 말이 있습니다. 효과적으로 제공만 된다면 목표의 70~80%가 달성된 것이나 다름없다고까지 할 만큼 중요한 것이 바로 비전입니다.
중요한 것은 이 비전은 직원들과 공유해야 한다는 것입니다. 비전이 가치를 지니려면 공동체 의식이 전제되어야 하는데, 공유된 비전만이 진정한 비전입니다. 따라서 원장은 자신이 어떤 사람이며 자신이 추구하는 방향이 어떠한지에 대해 직원들에게 끊임없이 알려야 합니다. 비전의 공유는 원내게시, 명함 인쇄, 광고지 게시, 진찰권 인쇄, 회의 시 낭독 등의 방법으로 이루어질 수 있습니다. '비전과 환상의 차이는 얼마나 많은 사람들이 그것을 볼 수 있느냐에 있다.' 는 사실을 기억해야 합니다. 그리고 원장은 직원 저마다의 비전을 성취할 수 있도록 도와야 합니다.

핵심가치(Core values)는 '병원이 존재하는 한 포기할 수 없는 가치는 무엇인가?'이며, 원칙(How)을 말합니다. 3~5개의 키워드로 정하는 것이 좋습니다. 무엇을 하느냐도 중요하지만 사실상 어떻게 하느냐가 더 중요하며, 핵심가치는 700번 이상 반복해서 직원에게 말해야 합니다. 장편한외과의 핵심가치는 '정확, 정직, 정성'입니다. 이 핵심가치는 앞으로도 계속 이어갈 생각입니다.

#장편한외과의
핵심가치의 벤치마킹

얼마전 경기도 양주에 있는 대장항문외과의원이 개원(양주항외과의원)하면서 '정확, 정직, 정성'의 핵심가치를 벤치마킹하고 싶다는 연락을 주셨습니다. 너무나 기뻤고, 당연히 가능하다는 답변을 드렸습니다. 사실 그냥 사용해도 되는 것이지만 미리 말씀을 해주셔서 너무 감사했습니다. 그리고 제가 너무 영광이었습니다. 제가 가장 중요하다고 생각하는 3가지의 가치를 역시나 마찬가지로 중요하다고 생각하신다는 그분의 말씀에 너무 감동이었습니다. 앞으로도 장편한외과는 더욱 정확하고, 더욱 정직하고, 더욱 정성을 다하겠습니다.

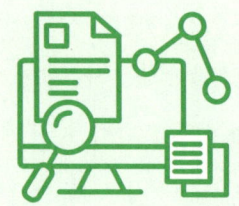

조직관리_❸

목표를 달성하기 위한 동기부여 방법

병의원의 목표가 정해졌고, 미션과 비전과 핵심가치가 정해졌다면 이제 이를 실행시키면 됩니다. 하지만 생각보다는 잘되지 않습니다. 원장님뿐만 아니라 직원들은 더더욱이나 잘되지 않습니다. 그들은 굳이 그 목표를 달성해야 할 필요를 절실히 못 느끼기 때문입니다. 그 목표를 달성한다고 한들 직원들에게 직접적으로 보상되는 것은 없으며, 오히려 그 과정에서 더 힘들어진다고 느끼기 때문입니다. 이 문제를 해결하기 위해서는 다양한 동기부여 방법이 실행되어야 합니다.

1) 보상

병의원 경영과 관련한 책에는 다양한 동기부여 방법이 나와 있습니다.

하지만 제 생각에 가장 중요한 것은 '보상'입니다. 즉 인센티브입니다. 인센티브의 찬반에 대해서는 항상 다른 원장님의 대화에서 주요 쟁점입니다. 저는 개인적으로는 '인센티브는 필요하다.' 고 생각합니다. 인센티브야말로 회사가 경영에서 무엇을 중시하는지 나타내는 중요한 커뮤니케이션 수단이 되기 때문입니다. 사람은 어떻게 보답받느냐에 따라 행동합니다. '성과=능력×동기부여, 동기부여=가치×성과에 대한 기대, 가치=보상×보상에 대한 기대'라고 주장하시는 분도 계십니다.

보상의 방법은 다양합니다. 급여, 지위, 명예, 체면, 좋은 배치, 승진, 칭찬, 시간적 배려 등이 가능합니다. 그런데 보상이 이루어질 때 주의해야 할 점이 있습니다.

첫째, 공정해야 합니다. 공정한 업무평가와 보상의 제도화가 필수입니다. 공정하게 진행되지 못한 보상은 병원과 직원 모두에게 독이 됩니다.

둘째, 약속한 보상은 반드시 그대로 이루어져야 합니다.

셋째, 사소한 행동도 감사의 표시로 보상해야 합니다. 우수제안에 적절하게 보상하고, 사소한 이벤트를 정기적으로 챙기는 것도 좋습니다.

넷째, 협동심을 고취하기 위해 그룹 인센티브가 필요합니다.

2) 인정과 칭찬

직원에게 동기를 부여하는 방법으로 또한 좋은 것이 인정과 칭찬입니다. 인정은 때로는 돈보다 더 효과적입니다. 금전적 인센티브보다 심리적 인센티브가 장기적으로 훨씬 더 효과적인 것입니다. 자신의 가치를 인정받는 것만큼 좋은 일은 없기 때문입니다. 고객으로부터 받은 격려, 감사의 말도 최고의 특효약입니다.

격려, 존경, 칭찬, 경청, 배려도 좋은 동기부여 방법입니다. 'e(energy)=mc^2(money, courage)'이라는 말처럼 칭찬은 효과적입니다. 따라서 원장은 칭찬통을 운영하고, 칭찬왕을 시상하는 것이 좋습니다. 질책이나 지적 같은 부정적 피드백은 실은 관계만 악화시킬 뿐이므로 '채찍 대신에 당근'이 필요하겠습니다.

3) 성취감(의미)과 자아실현

일에서 얻는 성취감과 그로 인한 즐거움과 자부심은 어쩌면 돈의 보상을 뛰어넘습니다. 동기부여는 '돈 → 인정 → 의미(자아성취욕)'로 변화합니다. 일에서 보람을 얻고 그로 인해 자아실현을 하고 싶어지는 것입니다. 사람은 직무 그 자체에서 보람을 느끼고 자기실현의 욕구를 충족할 수 있을 때 행복해 합니다. 직원들이 일의 의미를 찾고 성장을 통해 행복하게 일할 수 있도록 돕는다면 그 영향은 무한 증폭됩니다. 따라서 원장은 직원들이 항상 뭔가 중요한 일을 하고 있다는 느낌을 받고, 뭔가 향상된다는 느낌을 받게 해야 합니다. 그리고 그 성취감을 얻고 스스로 성장할 수 있도록 지원해야 합니다.

4) 권한 부여(책임)

동기부여 방법으로 직원에게 권한을 부여하는 것도 좋습니다. 권한과 책임을 부여해서 '자율성'을 보장하고 위임하는 것입니다. 직원들이 일하는 보람을 느끼도록 만들려면 일 그 자체에 책임을 지워야 하는데, 직원들은 자기가 잘하고 좋아하는 분야를 맡겼을 때 좋아합니다.

그 이외에도 동기부여를 하는 방법은 다양할 것입니다. 시간적인 배려도 중요한 보상 방법이 될 것입니다. 규칙보다는 정(情)으로 직원을 대하는 것도 좋은 방법이며, 불만족 요인을 우선적으로 제거하는 것도 필요합니다. 그리고 직원에게 호기심을 갖는 것도 필요합니다. 동기부여 활동의 50%가량이 직원들에게 어떻게 지내는지 물어보는 것이라는 보고도 있을 정도입니다.

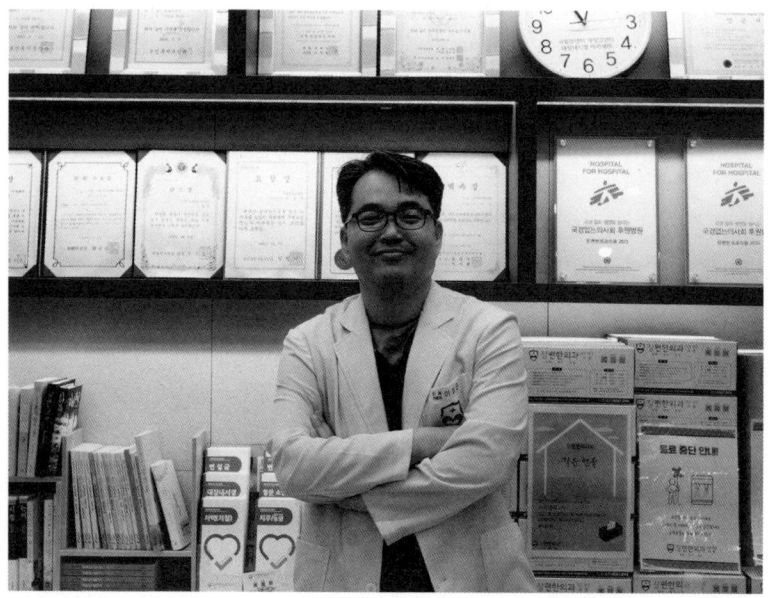

#장편한외과의 당근

저는 '잘하면 당근을 많이 주고, 잘못하면 당근을 조금 줘라.' 라는 문구를 좋아합니다. 직원들에게는 채찍은 필요 없고, 오직 당근만 있으면 됩니다. 원장이 얼마나 대단한 사람이라고 감히 채찍을 사용하겠습니까? 직원과 원장은 비즈니스적으로 만난 사람이지 갑과 을의 관계는 아닙니다. 일의 영역이 다를 뿐이지, 서로 동등한 관계이며 서로 수평적인 관계라고 할 수 있습니다.

제가 자주 사용하는 당근은 인센티브입니다. 저는 '감사의 표시는 돈으로 하라.' 라는 문구도 좋아합니다. 직원에게 감사하다고 느낀다면 돈으로 보상해야 합니다. 간식을 더 사주는 것도 좋지만 통장에 현금으로 찍히는 것을 직원들은 훨씬 좋아합니다. 직원들에게 10만 원은 적지 않은 돈이며, 30만 원은 큰 선물이 됩니다. 장편한외과가 지속적으로 성장하고 있기에 직원들에게 지급되는 인센티브도 지속적으로 늘어나고 있습니다. 주위에서는 직원들에게 인센티브를 너무 많이 준다고 걱정하시지만 저는 아직도 부족하다고 생각합니다.

장편한외과의 직원들은 월드컵 4강보다 더 대단한 일을 했지만, 그래도 저는 여전히 배가 고픕니다. 앞으로 장편한외과는 더 성장할 것이고, 그 성장이 가능한 이유는 장편한외과 직원들이 있기 때문일 것입니다. 그러므로 그 직원들에게 당근을 많이 주는 것은 어찌 보면 당연한 일입니다. 더 멀리 내다보는 저의 투자이며, 좋은 분들과 함께 일하고 있음이 기쁘다는 저의 표현입니다.

조직관리_❹

팀워크가 답입니다.

병의원 조직관리의 핵심은 팀워크입니다. 병의원을 잘 운영하려면 팀워크가 절대적으로 필요합니다. 팀워크가 잘되어 있는 조직은 백만대군이 부럽지 않습니다. 적은 인원이지만 유기적으로 일이 진행되고, 서로 협조하며 일의 효율은 높아질 것입니다.

팀워크를 위해서는 나보다 팀을 우선해야 합니다. '홀로 빛나는 스타가 아니라 별자리처럼 함께 빛나'는 조직이 되어야 합니다. '팀을 위대하게 만드는 선수가 위대한 선수보다 가치 있다.'는 사실을 잊지 말고, '나'보다는 '우리'라는 말을 강조해야 합니다. '한 사람은 모두를 위해 존재하고, 모두는 한 사람을 위해 존재한다(One for All, All for One)' 라는 명언을 기억해야 합니다. 팀에서 1+1은 결코 2가 아니며, 그래서도 안 됩니다. 1+1은 10일수도 있고, 100일 수도 있습니다.

팀워크를 향상시키는 방법은 다양합니다.
첫째, 서로간의 커뮤니케이션을 잘하기 위해 시간을 투자해야 합니다. 병원 구성원들의 커뮤니케이션은 필요 이상으로 활발해야 합니다. 병원의 일을 공유하는 것은 조직의 방향을 알리고 소속감을 갖게 하는 데 반드시 필요하기 때문입니다. 대신 일방적인 전달은 오히려 안 하느니만 못하다는 것을 기억해야 합니다.
하루 10분 정도씩이라도 소통시간을 가지는 것이 좋습니다. 매일 아침 회의시간을 갖거나, 매월 월례회를 가져서 생일도 축하하고, 중요사례를 공유하는 것도 좋습니다. 회의도 중요하지만 불만을 오픈하고 이야기하게 하고, 서로 부딪치며 끈끈한 정을 쌓는 것이 더 중요합니다.

두 번째로, 직원 인원이 많은 병의원이라면 팀원수를 7~8명 정도로 쪼개는 것이 효과적입니다. 규모가 크다면 작은 단위의 조직으로 나누는 것입니다.
그리고 조직은 수평적이어야 합니다. '모든 명령은 매 전달 단계에서 잡음은 2배로 늘어나고, 메시지는 반으로 줄어든다' 고 알려져 있습니다.

세 번째로, '썩은 사과는 골라내야' 합니다. 극개인적인 직원은 아무리 훌륭해도 팀 문화 활성화를 위해 방출을 고민해야 하며, 태도가 불량한 팀원은 팀에 남겨두지 말아야 합니다. 기강을 무너뜨리고 사기를 떨어뜨리는 사람이 있다면 과감하게 권고사직할 수 있어야 합니다.

넷째, 팀워크를 중요시하되 개개인의 노력도 평가해야 합니다. 팀워크는 팀 구성원들이 제 역할을 일사불란하게 수행할 때 빛을 발합니다. 따라서 각 개인에게 자신의 역할과 책임을 분명하게 할당하고 정확하게 평가해야 합니다. 사회적 태만은 '부서나 팀별로 성과가 집계는 되지만 개개인의 노력이 모니터링되지 않을 때' 나타나는 것입니다.

다섯 번째, 팀워크를 위해 직원을 멀티플레이어로 만들어야 합니다. 모든 직원이 병원의 모든 일을 다 할 줄 아는 시스템이 될 때 팀워크는 강화됩니다. 항상 담당과 부담당을 지정하고, 백업 직원을 배치하는 것이 필요합니다. 선임자는 후배와 경쟁하지 말아야 하며, 최대한 빨리 자신의 업무를 대체할 수 있는 사람으로 성장시켜야 합니다.

마지막으로 동료를 존중하고 동료의 지혜를 활용하는 것이 좋습니다. '멘토-멘티 프로그램'도 도움이 됩니다. 동료의 기여를 존중해주지 않는 것은 바보 같은 짓이며, 직원 간의 의견대립이 있을 때는 의사결정을 하지 않는 것도 좋은 선택이 됩니다.

#장편한외과 직원들의 팀워크 비결

장편한외과 직원들의 팀워크가 지금처럼 단단해질 때까지는 많은 우여곡절이 있었습니다. 직원들의 퇴사와 입사가 이어지면서 시간이 다소 걸렸던 것이 사실입니다. 그리고 원장인 저의 결정적인 실수도 몇 번 있었습니다. 제가 생각하기에 장편한외과 직원들의 팀워크의 비결은 '원장의 무관심'입니다.

저는 고객분들에게도 이야기를 많이 하는 편이지만 직원들과도 이야기를 자주 하는 편입니다. 개원하고 나서 처음에는 직원들과 1주일에 10분 정도씩 대화를 하려고 노력했습니다. 단체로 이야기를 나누기도 했으나 같이 있을 때 눈치를 보면서 이야기를 안 한 직원이 있기에 1:1 미팅을 하기도 했습니다. 하지만 1:1 미팅은 다소 위험성이 있는 방식이었습니다. 저는 '아'라고 이야기를 했는데 듣는 사람은 '어'라고 받아들이는 상황이 생기는 것이었습니다. 결국 서로가 오해를 하게 되고, 이는 직원 간의 다툼으로 이어지기도 했습니다. 3자 대면을 해서 오해가 풀리기도 했으나 결국 저는 '침묵'을 선택했습니다. 그리고 현실적으로 내원하시는 고객이 많아지고, 직원들의 수가 많아지면서 1:1 대화를 할 시간도 없어졌습니다.

직원들끼리 잘 뭉치려면 원장이 '공공의 적'이 되는 것도 좋습니다. 그래야 직원들은 대동단결하게 됩니다. 원장이 총대를 메고 나쁜 사람이 된다면 직원들의 팀워크는 좋아질 수 있습니다. 물론 직원들도 원장에 대한 고마움은 다 알고 있습니다. 제가 말하고 싶은 점은 원장이 직원들의 문제에 너무 관여하려고 해서는 안 된다는 것입니다. 섣부른 관여는 결국 직원들끼리의 관계가 붕괴되는 데 일조할 수 있습니다. 헬리콥터 부모가 아이를 망치듯이 모든 것을 관여하려는 원장은 직원들의 팀워크를 망칩니다.

장편한외과의원의 초창기 직원 3명 중에 한 분은 그만두셨고, 2명은 아직까지 함께하고 있습니다. 그리고 그 두 분이 아주 친하고, 장편한외과의 기둥 역할을 하고 계십니다. 병원은 그 두 분 위주로 잘 돌아가고 있습니다. 그리고 그 두 분과 융화되지 못하는 직원은 퇴사를 선택하셨습니다. 직원의 숫자가 늘어나면서 지금은 기둥의 역할을 하시는 분이 네 분이 되셨는데 병원의 안정화를 위해서는 중요한 역할을 하는 직원에게 권한을 위임하고 파격적인 지원을 하는 것이 좋습니다. 장편한외과의 병원카드 관리는 제가 아닌 간호부장이 하고 계십니다. 자고로 '곳간열쇠와 duty 결정권'이 있다면 모든 직원은 중간관리자 직원을 따르게 됩니다. 원장은 중간관리자 직원이 그렇게 할 수 있도록 도와야 합니다.

조직관리_5

매뉴얼이 필요합니다.

병의원의 조직관리를 위해서는 매뉴얼이 필요합니다. 매뉴얼은 병의원의 시스템을 만들어 가는 데 중요합니다. 매뉴얼 없이 중구난방(衆口難防)식으로 진행된다면 '배가 산으로 갈' 것입니다. 물론 매뉴얼을 만들고 제대로 활용하지 못하는 병의원도 많습니다. 병의원 일이라는 것이 꼭 매뉴얼대로만 되는 것이 아니라고 말씀하시는 분도 계십니다. 물론 틀린 이야기는 아닙니다. 하지만 매뉴얼이 있고 없고는 천지차이입니다.

매뉴얼은 진료의 표준화, 효율화, 합리화, 시스템화를 위해 필요합니다. 의료품질을 개인에게 의존해서는 안 되는 것입니다. 고객서비스를 위해서는 '표준화'가 더 절실히 요구되며, 위대한 공연에는 일관성이 있어야 합니다. 한 사람의 천재를 능가하는 것이 바로 시스템이라는 것을 명심해야 합니다.

표준화는 서비스 시간을 단축하고 변동 폭을 줄여줍니다. 그리고 프로세스는 친절보다 강합니다. 표준화는 어떤 직원이 일을 해도 똑같은 성과를 낼 수 있는 체제를 만드는 것을 말하며, 업무영역을 세분화하고 점검표를 만드는 것입니다.

다양한 매뉴얼이 필요한데 그중 위기관리 매뉴얼도 필요합니다. 자주 발생하는 실수사례와 고객불만 사례를 정리하고 교육해야 합니다.

그리고 매뉴얼은 주기적으로 모니터링하면서 업데이트해야 합니다. 트렌드가 바뀜에 따라 바뀌어야 할 서비스를 찾아서 새롭게 고치는 노력을 해야 합니다. 낡은 것, 진부한 것, 더 이상 성과를 내지 못하는 것, 집중할 수 없는 것, 과거에 대한 집착은 버려야 합니다.

또한 좋은 매뉴얼을 만들기 위해서는 끊임없는 자기계발과 지식공유가 필요합니다. 매뉴얼을 만들고 업그레이드하기 위해서는 지속적인 학습조직이 필요합니다. '새로운 발견을 가로막는 가장 큰 장애물은 무지가 아니라「안다」는 환상이다.' 라는 사실을 잊지 말아야 합니다.

마지막으로 매뉴얼도 중요하지만 더 중요한 것은 매뉴얼을 넘어서는 서비스입니다. 때로는 규칙에 얽매이지 않는 임기응변 대응이 필요합니다. 매뉴얼이라는 가이드라인을 제시하지만 나머지는 자율성을 주어야 합니다. 정해진 규정보다 더 엄격하게 적용해야 할 것은 바로 융통성이며, 고객을 위해서라면 때로는 규칙을 깨고 시스템까지 수정할 자세를 갖추어야 합니다.

#장편한외과의
매뉴얼 완성이 쉬웠던 이유

장편한외과는 오직 항문수술만 합니다. 치질 수술과 치루·항문농양 수술이 98%입니다. 과하게 이야기하면 수술은 단 2가지밖에 없습니다. 외과의원에서 많이 하는 하지정맥수술도 안 하고, 맹장수술도 안 하고, 탈장도 안 하고, 화상도 안 하고, 갑상선 조직검사나 유방시술도 안 합니다. 지방종 수술은 가뭄에 콩나듯 적습니다. 그러다보니 직원들의 부담이 적습니다. 신규직원이 와도 배워야 하는 것이 그리 많지 않습니다. 당연히 직원들은 전문적인 지식을 빠른 시간 안에 습득하게 됩니다.

제가 제주도에 7년 동안 살면서 자주 갔었던 맛집이 있습니다. 그 집의 메뉴는 단 두 개밖에 없습니다. 흑돼지 수육과 백돼지 수육입니다. 어떻게 보면 요리는 수육으로 한 개뿐입니다. 메뉴가 단순하다보니 서비스도 통일되어 있습니다. 손님이 오면 둘 중 하나의 메뉴를 고르라고 하고, 밑반찬을 내고 수육을 배달하면 끝입니다. 주방에서는 한 솥에 흑돼지 수육이 있고, 다른 솥에 백돼지 수육이 있습니다. 주문이 들어오면 바로 요리가 나옵니다. 그러다보니 식당의 회전율이 대단히 높습니다. 넓은 식당이지만 식당 앞 대기줄은 상당한데도 그리 오래 기다리지 않습니다. 음식이 앉은 지 5분도 안 되어 나오고, 고객분들도 맛난 수육을 즐기고 나면 금방 자리에서 일어나기 때문입니다. 제가 이 식당을 다니면서 간단하지만 중요한 것을 깨달았습니다. '메뉴는 적은 것이 더 낫다.' 입니다.

저도 처음에 장편한외과를 개원할 때 불안해서 여러 가지 수술을 다 준비했습니다. 하지정맥수술도 하고, 화상치료도 하고, 갑상선 조직검사도 하고, 건강검진도 하고, 항문수술도 하고, 대장내시경도 한다고 마케팅했습니다. 하지만 판도라의 상자가 열리고 저는 단 2개로 압축했습니다. 치질수술과 대장내시경 단 2개에 집중하기로 했습니다. 그랬더니 직원들도 좋아했습니다. 매뉴얼화가 쉽게 이루어졌습니다. 저 역시나 너무 편했습니다.

메뉴는 단 2개이지만 병원입장에서 보면 좋은 점이 상당히 많습니다. 고부가가치의 항목이기에 수익률도 좋습니다. 핵심만 다루기 때문에 고객분에게 집중할 시간도 많습니다. 같은 수술을 반복하기 때문에 직원들의 적응도 빠릅니다. 수술할 때 원장이 다음에 어떤 처치를 할지 직원들은 다 알고 있습니다. 그래서 말을 안 해도 착착 수술이 진행이 됩니다. 그래서 저의 치질수술은 그리 오랜 시간이 걸리지 않습니다. 수술의 표준화가 이루어진 것입니다.

대장내시경도 마찬가지입니다. 저의 패턴을 직원들은 다 알고 있습니다. 어떤 경우에 어떤 시술을 할지 직원들도 예상할 수 있습니다.

화면에 대장용종이 나타나면 제가 이야기를 하기도 전에 직원들이 알아서 그에 맞는 용종절제술 시술 도구를 준비합니다. 그렇기 때문에 대장용종 절제술도 합병증 없이 짧은 시간에 가능합니다. 장편한외과의 대장내시경 시행건수가 짧은 기간 동안 빠르게 목표 건수에 도달한 것도 매뉴얼이 있었기 때문입니다.

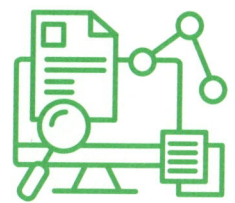

조직관리_❻

조직의 혁신과
새로운 도전은 필요합니다.

병의원이 어느 정도 안정되고 나서 필요한 것이 무엇일까요? 저는 '혁신과 도전'이라고 생각합니다. 현실에 안주하거나 나태해지면 병의원의 성장은 둔화되고, 도태됩니다. '강을 거슬러 올라가는 연어들처럼' 병의원도 끊임없이 앞으로 나아가야 합니다. 15%(또는 5%)씩 성장하지 않는 것은 오히려 후퇴하는 것이라고 생각해야 합니다. 인생은 '기회'가 아니라 '변화'에 의해 발전하므로 항상 혁신해야 합니다.

먼저, 혁신을 위해서는 원장부터 혁신해야 합니다. 혁신을 이루지 못하는 병원의 공통적인 원인은 원장이기 때문입니다.
두 번째, 혁신을 위해서는 과거의 성공을 버려야 합니다. 과거의 성공을 버릴 수 있는 용기와 과거를 포기할 수 있는 역량이 혁신의 성공 여부를 결정합니다. 지금까지 해왔던 방법이 최선의 방법이라고 절대 가정하지 말아야 하며, 지금 하고 있는 일을 당연한 것으로 여기지 말아야 합니다. '지금껏 항상 그렇게 해왔어.' 라는 말만큼 우리에게 큰 피해를 주는 것도 없습니다.

세 번째, 혁신을 위해서는 창의적으로 사고해야 합니다. 혁신은 현실을 새로운 시각으로 바라볼 때 나옵니다. 아이디어가 경쟁력이며, 남들과 다르게 생각할 줄 아는 것이 성공의 최대비결입니다. 혁신의 본질은 창조이며, 창조적 혁신을 통한 '안정의 파괴'가 안전을 가져옵니다. 고정관념을 버리고 병원 안팎에서 기회를 포착하는 것이 '창의'이며, 새로움, 감동과 기발함과 융합으로 승부해야 합니다. 창의성을 막는 7가지 적은 '정답, 논리, 상식, 규칙, 편견, 고정관념, 전문화'이며, 창의성을 도와주는 8가지 항목은 '용기, 도전, 불굴의 의지, 조합, 새로운 시점, 장난기, 우연, 순간적 번뜩임'입니다.

네 번째, 창의를 위해 필요한 것은 역발상입니다. 모든 것을 새롭게 비틀어보고, 인식을 180도 바꾸는 것입니다. 남들이 안 하는 것을 하고, 기존 강자에 의해 짜여진 틀을 어떤 방식으로 흔들어놓아야 하는지 고민해야 합니다.

다섯 번째, 혁신을 위해서는 위기감을 가지고 반대의견을 허락해야 합니다. 자만심은 현실인식을 둔하게 만들고 이 때문에 변화의 타이밍을 놓치면서 몰락의 길을 걷게 되므로 자만심을 경계해야 합니다. 자만심을 경계하기 위해서는 자극이 되고 건설적인 비판과 대안을 제시할 사람이 반드시 필요합니다. 때로는 '무조건 반대자'를 지정해둠으로써 간과할 수 있는 위험요소들을 꼼꼼하게 챙기는 것도 좋습니다.

여섯 번째, 혁신을 위해서는 지속적으로 학습하는 것이 필요합니다. 변화에 대한 저항의 바탕에 있는 것은 무지이며, 미지에 대한 불안이므로 지식을 통해 혁신해야 합니다.

마지막으로 혁신을 위해서는 호기심으로 세상을 주시해야 합니다. 사람들이 세상을 바라보는 방식이 어떻게 변하는지 주시하고, 세상의 작은 변화도 놓치지 않는 예리한 눈이 필요합니다. 또한 미래에 대한 통찰력을 키워야 하며, 새롭게 보고 넓게 판단해야 합니다. 혁신은 사람들의 행동을 유심히 관찰하고 '왜'라는 질문을 던져서 나오는 결괴이기 때문입니다. 그런 과정에서 벤치마킹도 해야 하며, 적절한 타이밍도 포착해야 합니다.

이러한 혁신을 가능하게 하는 가장 큰 원동력은 바로 도전을 두려워하지 않는 용기입니다. 대부분 이론적으로는 혁신이 필요하다는 것을 알지만 잘 실천하지 않습니다. 그 이유는 도전을 두려워하기 때문입니다. 도전을 두려워하지 않기 위해서는 어떻게 해야 할까요?

일단 도전부터 해야 합니다. 무모할 정도로 과감해야 합니다. 일단 도전부터 하고 실행하면서 바꾸어 나가는 방식이 좋습니다. 7할의 승산이 있을 때 해야지, 9할 승산이 있을 때 노리면 작은 성공밖에 거머쥘 수 없습니다. 과감한 시작만 해도 절반은 성공한 것입니다.

두 번째, 용기를 내어 모험해야 합니다. 천재적인 아이디어보다 더 희귀한 것은 바로 용기입니다. 모험을 하지 않는 것이 가장 큰 모험입니다. 안전제일주의가 가장 큰 적입니다. 위험을 최소화하면서 평범함을 추구하면 고객감동은 눈 씻고 찾아봐도 없는 무미건조한 상황이 됩니다. 따라서 찾아 나서야 합니다. 새로운 것에 도전할 때는 기존의 것과 완벽히 단절하는 것이 좋습니다. 그렇다고 불가능에 도전해서는 안 됩니다. 우리에게는 해야 할 '가능한 일'이 너무나 많기 때문입니다.

마지막으로 실패해야 합니다. 성공은 99%의 '실패지식'과 1%의 영감으로 만들어집니다. 우리가 놓치지 말아야 할 가장 중요한 것은 성공을 향한 행동이며, 실패에 대한 해석입니다. 성공은 열정을 간직한 채 하나의 실패에서 또 다른 실패로 넘어갈 수 있는 능력입니다. 뛰어난 사람일수록 실수가 많습니다. 이는 그만큼 새로운 것을 시도하기 때문입니다. 실패하지 않는 사람은 겉치레에 가까운 일, 무난한 일, 하찮은 일 외에는 손을 대지 않았다는 의미입니다. 연전연승했다면 새로운 것을 전혀 시도하지 않았다는 이야기인 것입니다.

#장편한외과의 도전

저는 새로운 것을 좋아합니다. 익숙해지면 또 다른 새로운 것을 찾는 스타일입니다. 그래서인지 여행을 좋아하고, 새로운 사람을 만나는 것을 좋아합니다. 물론 모든 방면에서 그런 것은 아닙니다. 같은 자동차를 12년째 타고 있고, 옷이나 액세서리에는 관심이 없습니다.

장편한외과가 개원을 하고 새로운 시도들을 많이 해왔습니다. 때로는 직원들이 말릴 정도입니다. 장편한외과 마케팅을 담당하는 분도 따라오기 힘들다고 할 정도입니다.

● 6개월 만에 병원 확장

장편한외과의 첫 번째 도전은 병원확장이었습니다. 개원하고 3개월 만에 가능성을 타진하고 확장을 할지 말지 고민했습니다. 저의 멘토분 중 한 분은 확장을 반대했습니다. 제가 추구하는 가치관이 무엇인지 물었고, 가족이 가장 중요하다는 저의 대답에 확장을 할 필요 없다고 말씀하셨습니다. 오히려 진료시간을 줄이라고 조언해주셨습니다. 하지만 장편한외과를 찾아주시는 고객분들께서 좁은 대기실에서 1시간 이상 기다리는 것이 저는 안타까웠습니다. 그래서 조금 무리를 해서 병원을 40평 추가 확장했습니다.

● 9개월 만에 봉직의사 영입

그리고 개원 9개월 만에 봉직의사를 한 분 모셨습니다. 마침 그때 국립암센터 후배가 이직을 고민하고 있었는데 저 역시나 대기하시는 고객분을 위해서 의사가 한 분 더 있었으면 하는 바램이 있었습니다. 주위에서는 아직 혼자 해도 충분하다고 말렸지만 저는 고객분을 위해서 의사가 필요하다고 생각했습니다. 재무적으로는 상당히 큰 부담이 되었지만 저희는 도전했습니다.

● 유튜브 『엉덩이대장 TV』 개설

어떻게 하면 고객분들에게 좀 더 설명을 잘해드릴 수 있을까 고민하다가 유튜브 채널을 개설하기로 했습니다. 고객 한 분, 한 분에게 1시간씩 설명을 드릴 수는 없었기에 제가 고객분들에게 해드리고 싶은 이야기로 영상을 찍었습니다. 6개월 만에 100편의 영상이 업로드되었고, 짧은 시간에 1,000명의 구독자와 40,000회(2021. 7월 기준, 한 편의 조회수)의 조회수를 기록했습니다. 그리고 이 도전은 앞으로도 계속될 것입니다.

● 유튜브 『Dr. 개고생 TV』 개설

이번에는 개원을 고민하는 의사들을 위한 유튜브 채널을 만들었습니다. '개원을 고민하고 생각하는 의사들을 위한 개고생'이라는 타이틀로 저의 개원스토리를 담았습니다. 그리고 개원할 때 함께해야 하는 전문가들을 모시고 토론했고, 그 영상을 올렸습니다. 다행히 많은 분들께서 좋아라 해주셔서 『개원은 개고생?』이라는 책도 출간했습니다.

- **장편한외과의 책 출간**

장편한외과가 개원하면서 『대장항문 제대로 알고 병원가자』 라는 책을 출간했습니다. 흥행에는 실패했지만 내원하시는 고객분들에게 개원선물로 드리기에는 더없이 좋았습니다. 다행히 제 책을 좋아해주시는 분들이 많으셨습니다. 장편한외과가 빠른 시간에 안정화된 이유 중 하나가 저는 이 책 때문이라고 생각합니다.

그리고 2021년에 책을 3권 더 출간하였습니다. 『개원은 개고생?』과 함께 『알기 쉬운 대장내시경』과 『알기 쉬운 치질』을 출간하였습니다. 대장내시경과 치질에 대해서 좀 더 깊이 있게 설명드리고 싶었기 때문입니다.

이러한 책 출간은 앞으로도 계속 이어질 것입니다. 제가 구상하고 있는 책은 앞으로도 5권 정도 더 있기 때문입니다.

- **장편한외과병원으로의 도약 준비**

앞으로 시도하고 싶은 저의 도전은 장편한외과의원이 장편한외과병원이 되는 것입니다. 아직 구상단계이기는 하지만 앞으로 기회가 된다면 시도할 것입니다. 최근 6개월간 구체적으로 입지를 찾아 헤매고 있고, 동업자와 미팅을 진행하였습니다. 아직까지 큰 성과는 없지만 이 역시 몇 년 후에는 완성형의 도전이 되어 있을 것입니다.

조직관리_7
재무관리는 기본입니다.

저는 사실 재무관리가 힘듭니다. 개원 전부터 돈에 대해서는 별 신경을 안 쓰고 살았기 때문입니다. 제가 풍족하게 유년시절을 보낸 것은 절대 아닙니다. 오히려 너무나 가난하여 돈 문제에 대한 고민을 안 하고 싶었기 때문에 돈에 대해서는 더 신경을 안 쓰게 되는 것 같습니다. 하지만 병의원을 경영하는 한 돈 관리는 무척이나 중요합니다. 열심히 벌어도 항아리 밑바닥이 깨져있다면 소용없을 것입니다.

병의원을 경영하는 원장님께서 먼저 유념해야 할 것이 있습니다. '이익은 목적이 아니라 조건이다.' 라는 사실입니다. 병의원은 의료를 행하는 신성한 곳임과 동시에 사업체입니다. 돈을 위해서 병의원을 운영해서는 안 되지만 이익이 없는 조직은 붕괴되기 마련입니다. 적어도 좋은 의료를 펼치기 위해서는 수익을 내는 병의원이 되어야 합니다.

두 번째, 원장님께서는 재무관리를 하셔야 합니다. 펀드나 주식 등 위험자산 투자는 매우 위험하며, 대출을 할 때도 명확한 상환계획을 세워야 합니다. 투자회수 기간은 최대 3년이며, 자산대비 부채비율이 1:1을 초과하지 않아야 합니다. 차입금의 한도액은 연매출의 50% 미만이 바람직하고, 신규고객 매출이 25~30%면 향후 매출성장이 예측됩니다. 또한 현금부족을 고려해야 합니다. 병의원이 자리잡기까지 오래 걸리는 경우가 많으므로 최소한 1.5년에서 2년 정도의 운영자금을 확보하여야 하며, 신규투자 시 만에 하나 있을 현금부족을 고려해야 합니다. 또한 돈이 들어올수록 세금에 대비해야 합니다. 세금을 내기 위해 빚을 내시는 원장님을 많이 보았고, 과잉 설비투자로 자금압박의 상황이 생기는 경우가 자주 있습니다. 그리고 전문영역이 아닌 부동산이나 골프장 등에 투자해서 낭패를 보시는 분도 많이 보았습니다.

마지막으로 수익창출을 위해서는 가격할인은 안 됩니다. 1%의 가격할인은 영업이익이 평균 8% 감소합니다. 가격파괴로는 차별화를 할 수 없고, 가격은 가치에 기반을 두어야 합니다. 가격할인을 요청하는 고객에게는 '얼마나 싸다.' 가 아니라 '무엇을 더 얻을 수 있다.' 에 대해 설득해야 합니다. 원장은 가격에 대해서는 항상 자신감을 갖고 있어야 합니다. 고객들이 기꺼이 지불하고자 하는 금액이 주관적이라는 사실을 이해하는 것이 가격결정의 핵심입니다. 그리고 가격 저항은 15~20%가 적당합니다. 작은 저항은 매우 좋은 신호로, 20%에게 비싸다는 말을 듣는 것이 바람직하지만 25%를 넘으면 재조정해야 합니다.

#장편한외과의 재무관리는 행정원장이 합니다.

다행히 저에게는 좋은 파트너가 있습니다. 개원할 때부터 안사람이 행정원장으로서의 역할을 했습니다. 물론 직원으로서의 역할도 했습니다. 남편이 개원을 준비하는 동안 저의 배우자는 간호조무사 자격증을 땄습니다. 주사기 공포가 있고, 피만 보면 얼굴이 하얗게 되는 편이지만 남편이 개원이라는 전쟁에 나선다고 하니 버선발로 따라 나섰습니다. 그렇게 저의 아내는 남편과 함께 개원을 했습니다. 남편이 워낙 돈에 대해서는 관심이 없었던지라 직접 나선 것일 수도 있습니다. 덕분에 개원을 하고 저는 진료에 전념할 수 있었습니다. 행정적인 일과 재무적인 일은 안사람이 다 했습니다. 그리고 직원의 일손이 부족할 때는 직접 간호 현장에도 뛰어들었습니다. 관장도 하고, 청소도 했습니다. 갑자기 직원이 그만두면 데스크를 맡았고, 개원 초기 저랑 같이 밤 11시에 퇴근하기가 부지기수였습니다. 제게는 너무나도 큰 힘이 되는 존재였습니다. 그 경험을 토대로 『개원은 개고생?』이라는 책과 이번 책도 공동집필했습니다.

'배우자와 함께 일하는 것이 과연 좋은가?' 라는 질문은 원장마다 의견이 다를 것입니다. 배우자와 함께 일하면 일단 직원들이 싫어합니다. 시어머니가 있는 것처럼 불편하기 때문입니다. 직원들 입장에서 보면 최악의 병원은 개원하는 병원이며, 두 번째가 사모님이 있는 병원입니다. 그런 면에서 보면 장편한외과는 개원하면서 사모님이 있는, 일이 힘든 외과의원입니다(그래서 저는 초창기부터 함께하고 있는 직원들이 너무 고맙습니다.) 저 역시나 안사람과 같이 일하면서 다소 힘들기는 했습니다. 하지만 진료외적인 부분을 다 해결해주었기 때문에 장편한외과가 빠른 시간에 안정화될 수 있었습니다. 누군가가 배우자와 함께 개원을 해도 되냐고 물어보신다면 저는 무조건 'yes'입니다.

안사람과 개원 초기에 재무적인 문제로 가장 의견이 달랐던 부분은 직원복지와 인센티브였습니다. 저는 스타일상 퍼주는 사람이기 때문에 안사람은 걱정을 한 것입니다. 고생하는 직원들에게 2달에 한 번 50만 원씩 인센티브를 주는 저의 의견에 안사람은 반대했습니다. 저의 주장대로 진행은 되었으나 재무를 책임지는 행정원장으로서는 다소 걱정스러웠을 것입니다.

다행히 지금은 서로가 서로의 스타일을 맞춰주고 있습니다. 큰 태풍이 지나갔고, 지금은 평화의 시대가 왔습니다. 개원 초기에 많은 일들이 일어났는데 다행히 행정원장 역할을 하고 있는 안사람 덕분에 그 풍랑을 잘 극복하였습니다. 이 자리를 빌려 안사람에게 감사를 전합니다.

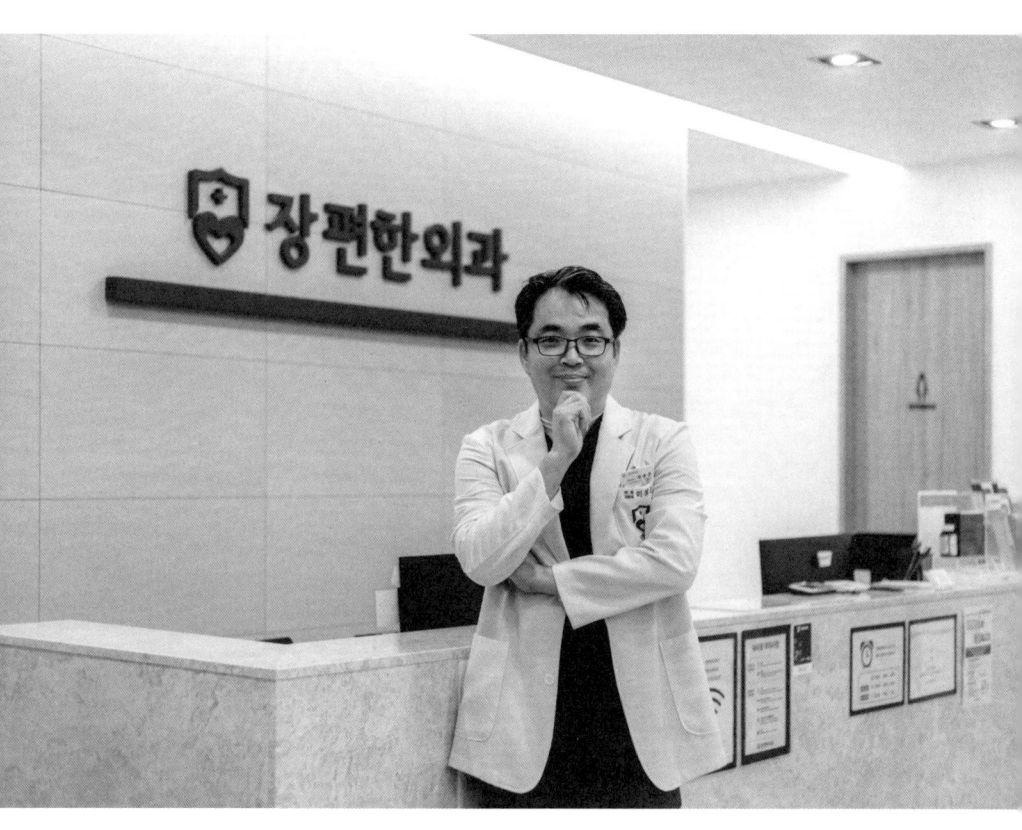

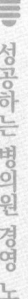
성공하는 병의원 경영 노하우 III

진료·상담

1. 실력이 우선입니다.
2. 고객은 진료스타일로 판단합니다.
3. 저는 이런 마음으로 진료합니다.
   #장편한외과의 진료스타일

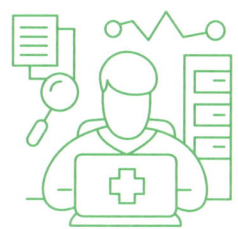

병의원을 경영하는 데 있어 여러 가지가 중요하고, 많은 것들을 신경써야 합니다. 병의원 경영에서는 '100-1=0'이기 때문에 어느 한순간도 놓쳐서는 안 됩니다. 수많은 것들을 챙겨야 하지만 가장 중요한 것은 의사가 고객을 만나는 순간일 것입니다. 결국 의사의 실력이 뛰어나고, 의사의 능력이 좋아야 고객(환자)은 만족해 할 것입니다. 그렇다면 의사로서 갖추어야 할 자세는 어떤 것이 있을까요?

물론 원장님마다 의견이 다를 것입니다. 살아온 가치관에 따라 다르고, 진료하는 전문진료영역에 따라서도 다를 것입니다. 이번에 말씀드리고자 하는 '진료에 있어 좋은 의사란 어떤 것인가?' 에 대해서는 저의 생각임을 먼저 말씀드립니다.

진료·상담_❶

실력이
우선입니다.

제가 생각하기에 가장 우선시되어야 할 것은 바로 의사의 실력입니다. 우리는 프로이고, 프로는 능력으로 평가받습니다. 아무리 친절한 의사라고 해도 능력이 없다면 결국에는 한계에 다다를 것입니다. 따라서 개원을 한 의사라면 끊임없이 실력을 증진시키고, 능력을 업그레이드시키기 위해 노력해야 할 것입니다. 다시 말해 의료전문성을 강화해야 하는 것입니다.

양질의 진료가 가장 중요합니다. 그 어떤 것보다 치료효과가 뛰어나야 합니다.
그렇다고 모든 진료영역에서 능력이 탁월해야 하는 것은 아닙니다. 원장이 잘하는 특기를 중심으로 관련된 2~3개 분야에서 전문성이 있으면 됩니다. 그러한 2~3개의 분야를 정할 때는 자신이 하고 싶고, 또 잘할 수 있고, 고객의 요구가 강한 것으로 선택해야 합니다. 세계 최고가 될 수 있는 분야에 실력이 있고, 그 분야에 깊은 열정을 가질 수 있고, 그로 인해 경제적 보상(소비자의 니즈)이 따라온다면 그 영역을 선택하면 되는 것입니다.

그렇다면 고객분들은 어떻게 의사의 실력을 알 수 있을까요? 사실 알 수 있는 방법이 많지 않습니다. 그래서 의사는 본인의 실력을 보여주어야 합니다. 보여주지 않으면 고객이 알 수가 없기 때문입니다. 논문발표, 교육 프로그램 운영, 책 출간, 인터넷 매체 등을 활용하는 것이 도움이 됩니다. 전문적 영역과 인간적인 능력과 경영능력(의술, 인술, 사업 감각)을 다양하게 보여주는 것이 좋습니다.

의사가 실력이 있어야 하는 이유는 이루 말할 수 없이 많습니다. 세상은 실력이 뛰어나지 않으면 기억해주지 않습니다.

진료·상담_❷

고객은 진료스타일로 판단합니다.

이 책을 읽으시는 원장님은 본인의 진료스타일을 알고 계신가요? 본인이 진료하는 모습을 촬영해서 보신 적이 있으신가요? 촬영까지는 아니더라도 같이 일하는 직원들에게 본인의 진료스타일이 어떤지 물어보신 적이 있으신가요?
만약 없다면 반드시 한번 해보시길 바랍니다. 아마도 뒤통수를 얻어맞은 것 같은 큰 충격을 받으실 것입니다. 저 역시나 그러했습니다.

고객 입장에서 보면 사실 의사의 실력을 알 길이 없습니다. 논문이나 책을 출판하지 않고, 방송에 출연하지 않는 대부분의 개원의사라면 더욱 그러합니다. 블로그 글은 상업적이라는 것을 고객들은 알고 있고, 의료광고

심의로 인해 한계도 있습니다. 이런 상황이기에 결국 고객들은 진료실에서 원장님의 진료스타일로 의사의 실력을 판단하는 경우가 많습니다. 그래서 고객은 느낌이 좋은 의사, 본인의 이야기를 잘 들어주는 의사, 믿고 맡길 수 있을 것 같은 의사, 신뢰가 가는 의사를 선택하게 됩니다. 따라서 원장은 진료할 때 경청해야 하며, 자세히 설명하고, 관심을 가져야 하며, 존중과 배려로 대화해야 합니다.

1) 경청해야 합니다.
경청하기 위해서는 먼저 끝까지 그리고 집중해서 들어야 합니다. 절대 끼어들면 안 됩니다. 최소한 처음 2분간은 침묵하면서 들어야 합니다. 이야기를 재촉해서도 안 됩니다. 잘난 척, 아는 척, 있는 척하면 안 됩니다. 고객의 의도와 생각을 파악하기 위해 집중하며 들어야 합니다. 또한 고객의 감정을 이해하면서 들어야 합니다. 고객이 하는 말에는 요구사항은 물론이고 설득할 수 있는 방법이 모두 담겨있기 때문입니다. 같은 질문을 몇 번이고 해도 처음 듣는 것처럼 들어야 하며, 소리로 듣는 것이 아니라 사람의 마음을 읽으면서 들어야 합니다. 대화의 제1규칙은 듣는 것입니다.

두 번째, 고객과 눈을 마주쳐야 합니다. 적어도 처음 10초 정도는 아이컨택을 해야 합니다. 아이컨택은 상대방의 눈에 나를 각인시키는 것입니다. 시선은 평행을 이루는 것이 핵심이며 같은 눈높이면 좋습니다(원장의 의자 높이를 낮춰서 고객과 동일하게 해야 합니다.) 얼굴에는 하고 싶은 말이 다 씌어있습니다. 동작과 표정은 제2의 언어인 것입니다.

세 번째로, 고객의 말에 반응해야 합니다. 중요대목은 반복하고, 고객의 말에 맞장구쳐야 합니다. 고객의 말을 흉내 내기(matching)하며, 반복하는 것이 필요합니다(부메랑화법, 산울림법.) 맞장구의 방법은 다양합니다. 고개를 끄덕여도 되고, '예, 그렇군요. 맞습니다.' 라고 말해도 됩니다. 개인적 감정이입(empathy) 표현을 하는 것이 좋으며, 마치 처음 듣는 것처럼 반응해야 합니다. 알고 있다고 하지 말아야 하며, 상대의 말이 끝나자마자 반박하거나 무시해서는 절대 안 됩니다.

네 번째로, 몸으로 보여줘야 합니다. 앞으로 몸을 기울여서(최적거리 90cm) 경청하고 있다고 표현해야 하며, 약간의 미소와 함께 여유롭고 편안한 눈빛을 보내야 합니다. 메모를 하는 것도 아주 좋은 방법인데, 제대로 듣는 방법 중에 메모만한 것이 없기 때문입니다.

마지막으로 질문해야 합니다. 질문은 개방형으로 진행되어야 합니다. '그 밖에는요?', '혹시 더 하실 말씀은 있으신가요?' 라고 물어야 합니다. 이러한 질문을 통해 고객의 진짜 욕구를 찾아야 하는데, 잘 모르겠으면 솔직하게 물어봐야 합니다.

경청을 위해서는 '3-2-1'법칙을 지켜야 합니다. 그것은 바로 '3분 맞장구, 2분 듣기, 1분 말하기'입니다. 그리고 '3-3-3'을 기억해야 합니다. 그것은 바로 '3분간 경청, 3번 고개 끄덕이기, 3번의 긍정적 반응'입니다.

2) 자세히 설명해야 합니다.

자세한 설명은 고객만족으로 가는 지름길입니다. 또한 의사의 실력을 증명하는 가장 좋은 방법입니다. 장편한외과가 짧은 시간에 자리잡을 수 있었던 가장 큰 비결이 '자세한 설명'이라고 생각합니다. 자세히 설명하는 좋은 방법은 역시나 다양합니다.

첫째, 시각자료를 활용합니다.
브로슈어 같은 인쇄물, 이용 안내책자, 게시물 등이 도움이 됩니다. 대기실에 TV를 활용하는 것도 좋습니다(장편한외과 대기실 TV에는 저의 영상이 수없이 나옵니다.) 수술한 분들에게 영상 자료를 보내는 것도 좋으며(장편한외과에서 수술하신 분들에게는 '수술 후 주의사항'에 관한 영상을 보내드립니다.) 고객분들께서 궁금해 할 만한 질문(Q&A)에 대해 모범답변을 정리해서 드리는 것도 좋습니다. 진료를 볼 때 그림을 그려가며 설명하고, 중요한 사항은 메모하면서 설명하는 것도 탁월한 방법입니다. 진료실 화면의 모니터는 고객분들도 볼 수 있어야 합니다.

둘째, 고객이 원하는 것을 알기 쉽게 설명합니다.
고객이 알고 싶어 하는 것을 이야기하고, 고객이 원하는 만큼만 설명하는 것이 요령입니다. 질병상태, 치료방법, 위험성, 고객이 지켜야 할 사항, 후유증, 부작용 등을 기본적으로 설명하고, 상대가 얻을 이익부터 설명하는 것이 좋습니다.
알기 쉽게 설명하기 위해서는 두괄식으로 설명하는 것이 좋습니다. 핵심을 앞에 두고, 요점을 제시하고 설명한 후 사례를 드는 것이 도움이 됩니다. 그리고 의학용어는 사용을 금지해야 합니다. 병원 용어는 고객에게 제2 외국어이기 때문입니다.

셋째, 고객의 눈높이에 맞는 설명을 합니다.
고객의 특성을 고려하여, 고객의 연령, 관심사, 지식 정도, 이해 정도, 가치관을 고려하여 설명합니다. 단순하고 머리 나쁜 사람도 알아듣게(KISS, Keep it simple, stupid) 설명해야 합니다. 고객의 질문이 어이없을 정도로 당연한 내용이더라도 늘 처음처럼 자세하게 설명해야 합니다.

넷째, 천천히 설명하고, 요약해서 설명합니다.
빠르게 설명해서는 안 되고, 천천히 이야기해야 합니다. 그리고 군더더기 없는 말로 단순화해서 간결한 표현을 해야 합니다. 상담 후 반드시 다시 한 번 정리해서 설명한 뒤 고객에게 확인받아야 합니다. 항상 되짚고 요약하고, 감동적으로 마무리하는 것이 필요합니다. 마지막에는 상대방이 이해했는지 확인해야 합니다. 고객의 납득의 사인, 표정, 대답을 놓치지 말아야 하며, 확인을 위해 이해했는지 반드시 질문을 해야 합니다.

다섯째, 미리 설명합니다.
고객이 묻기 전에, 찾기 전에 먼저 묻고 먼저 알려드리는 것이 기본원칙입니다. 특히나 부작용 가능성에 대하여 사전에 알리면 세심한 배려와 설명인 '고객을 위한 주의사항'이 되지만, 나중에 말하면 '변명을 위한 핑계'가 될 뿐입니다. 심지어 대기시간도 고객에게 상황을 설명해주면 대부분은 불만을 표시하지 않습니다. 신환의 첫 예약이 잡히면 고객에게 MMS를 통해 감사인사, 다짐, 약도, 진료시간, 오시는 길, 주차안내 등을 제공하는 것도 미리 설명하는 좋은 예입니다.

3) 관심을 가져야 합니다.

고객분들은 의사가 본인을 기억해줄 때 만족해 합니다. 이름을 기억하고, 수술한 것을 기억하고, 함께 온 보호자를 기억하고, 불편해하는 것이 무엇인지를 의사가 알고 있다는 사실에 감동을 받습니다. 어떻게 보면 진료를 하는 의사는 고객에 대한 많은 것들에 관심을 가져야 합니다. 이렇게까지 해야 되나 싶으시겠지만 요즘은 이렇게 해야지 고객이 찾아오시고, 소개로 입소문이 납니다.

물론 이 모든 것을 다 기억할 수는 없습니다. 가장 좋은 방법은 기록하는 것입니다.
고객의 관심사나 특이사항을 차트의 일부분(되도록 고객의 눈에 띄지 않는 곳)에 적어두고 진료 전에 잠시 보고 진료를 하는 것입니다. 아주 사소한 것, 개인사, 취향, 스타일, 외모특성, 보호자, 칭찬내용, 직업, 취미, 장점 등 어떠한 것이라도 좋습니다.

두 번째로 고객의 특성과 성향을 파악하는 것이 도움이 됩니다.
고객이 무엇에 관심을 가지고 있는지부터 확인하는 것이 필요합니다. 상대방과의 공통점을 찾아 대화를 유도하는 것이 좋으며, 대화를 통해 고객 관심 분야를 파악하고 그것 위주로 대화하는 것도 좋습니다. 그가 가장 아끼는 일에 대해 이야기하고, 고객의 색깔에 맞추어 행동하는 것이 도움이 됩니다. 그렇게 할 때 고객이 어떤 의도에서 또는 어떤 불안감을 가지고 그런 이야기를 하는지 파악할 수 있습니다. 고객의 눈빛과 몸짓에 민감하게 반응하고, 상대방의 속마음으로 들어갈 때 고객이 무엇을 말하려고 하는지 해석이 가능하며, 이는 병의원 경영에 결정타가 될 것입니다.

세 번째, 고객에게 관심을 기울여야 합니다.
지속적인 관심과 작은 배려가 고객을 부릅니다. 고객이 '정말 신경 쓰고 있구나.' 하는 인상을 심어줘야 합니다. 반갑게 인사하고, 일어나서 인사하고, 이름을 정확히 불러주고, 현 상태를 예측해서 정말 궁금한 듯이 안부를 물어야 합니다. 잡담도 좋으니 무슨 말이든 건네는 것이 좋습니다 모든 고객에세 최소한 열 마디 정도는 건네려고 노력한다면 병원이 잘 될 수 밖에 없을 것입니다. 첫 고객에게는 친근함을, 단골 고객에게는 한결같은 감사함을 전하는 것이 요령입니다.
특히나 기다리는 고객에게 관심을 기울이는 것이 필요합니다. 고객은 무관심과 자신의 요구가 무시되는 것에 화를 내기 때문입니다. 무관심만큼 고객을 멀어지게 하는 것도 없는 것을 원장은 명심해야 합니다.

네 번째로 고객에 대한 관심을 자주 표현하여야 합니다.
시간을 투자해서 자주 연락하는 것이 필요합니다. '333법칙'은 3일, 3주, 3개월 뒤에 또 연락을 하는 것을 말합니다. 그리고 확인질문을 자주 하는 것도 좋습니다. '또 필요한 거 없으세요?', '도와드릴 일 없나요?' 라고 물어야 하며, 고객만족도 조사를 하는 것도 도움이 됩니다.
어찌 보면 고객을 연인이라 생각하고 대하는 것이 좋습니다. 고객과 독특하고, 개별적이며, 지속적인 관계를 유지하는 것입니다. 인간미 있는 원장의 진료보다 더 감동적인 전략이나 마케팅은 없습니다. 고객들에게 진료 이외의 인간적 애기를 함으로써 인간적인 교감을 나누는 것도 좋습니다.

4) 존중과 배려로 대화해야 합니다.

고객과 대화할 때는 천천히 해야 합니다. 그리고 자주 그리고 오래 대화해야 합니다. 어떠한 이야기도 좋습니다. 잡담에서 관계가 시작되기 때문에 잡담도 좋습니다. 수다는 상호존중과 신뢰를 위해 기반을 다지는 작업이기 때문입니다. '당신 생각은 어떠세요?' 라고 질문하는 것도 좋습니다. 주치의와 장시간 대화하는 것은 병원이 고객에게 줄 수 있는 최고의 친절이라는 것을 의사는 기억해야 합니다. 조사에 따르면 고객이 만족할 수 있다고 말한 시간은 6.3분이므로, 최소한 신환에게는 10분 이상 시간을 할애해야 합니다.

하지만 절대로 혼자만 이야기해서는 안 됩니다. 말을 독점하는 사람은 타인을 배려할 줄 모르는 센스 없는 사람입니다. 그리고 반응해야 합니다. 고객들을 가장 짜증나게 만드는 것은 고객의 말에 아무런 대꾸가 없는 것이기 때문입니다. 고객과의 최고 양질의 대화는 인정과 칭찬이라는 것을 명심해야 합니다.

대화를 할 때 또한 존중의 마음이 필요합니다. 고객의 반응을 수용하는 것이 존중이며, 고객을 인정하고 선택을 인정하는 것이 존중입니다. 고객을 존중하는 좋은 태도는 세상의 중심에 상대를 두는 태도입니다. 요구사항이나 의문사항, 걱정되는 점이 있는지 물어보고 대답하는 것입니다. 좀 더 구체적으로는 '시간엄수, 감사인사, 길 양보, 문 열어주기, 답장 보내기, 단정한 옷차림, 짐 들어주기, 공손, 일의 진행상황 알려주기, 마실 것 건네기, 정중히 요청하기, 자리 권하기, 도와주기, 환영의 말, 차 대접, 코트 걸어주기, 문까지 배웅, 상담 중 휴대전화 끄기, 병실 들어갈 때 노크하기, 자신을 먼저 소개하기, 신체검사 전 허락 구하기, 존칭 사용하기, 올바른 호칭사용, 일어서서 응대하기' 등입니다.

고객을 존중하지 않는 나쁜 태도는 '의학용어로 말하기, 반말, 선입견을 가지고 말하기, 명령조로 말하기' 등입니다.

마지막으로 진료실에서 의사는 고객을 배려해야 합니다. 고객을 배려하는 방법도 역시나 많습니다.

첫째, 의뢰형으로 말하고, 쿠션화법을 활용하면 도움이 됩니다. '~해 주시겠습니까?', '죄송합니다만', '번거로우시겠지만', '힘드시겠지만', '괜찮으시면', '실례합니다만' 이라는 문구를 활용하면 좋습니다.

둘째, '버들잎 띄우는 세심한 마음으로' 고객을 대해야 합니다. 감동은 기계적인 메스 커뮤니케이션에서 생기는 것이 아니라 섬세하게 배려하는 마음에서 발생합니다. 고객만족은 디테일과 의외성에 있다는 것을 알아야 합니다.

셋째, 고객을 돕는 일을 최우선 과제로 삼아야 합니다. 고객을 먹잇감으로 여기는 사냥꾼이 아닌 귀한 열매로 대우하는 우직한 농사꾼이어야 합니다.

넷째, 고객의 프라이버시는 보호되어야 합니다. 개인 신상과 과거병력을 확인 시에는 작은 목소리로 말해야 합니다. 고객의 수치심 등에 대한 배려가 필요하며, 사생활에 관련된 질문은 하지 않고 문진표에 적도록 합니다.

진료·상담_❸

저는 이런 마음가짐으로 진료합니다.

병의원을 경영함에 있어 의사의 역할은 상당히 큽니다. 병원이 잘 되기 위해서는 의사의 실력은 뛰어나야 하며, 진료할 때 경청하고, 자세히 설명하고, 존중과 배려로 대화해야 합니다. 이 정도만 해도 사실은 충분합니다. 그리고 이 정도만 하는 것도 너무 힘들 것입니다.

그래도 진료를 보는 의사로서 갖추어야 할 마음가짐에 대해서 추가적으로 몇 가지만 더 언급하고자 합니다. 이 역시나 저의 개인적인 생각임을 먼저 말씀드립니다.

1) 저는 성실하고자 노력합니다.

저의 인생 모토이자, 의사로 살아감에 있어 제가 가장 중요하다고 생각하는 것은 '성실'입니다. 성실은 모든 영리함보다 뛰어난 능력이라고 저는 생각합니다. 의사가 성실해야 하는 이유는 부지런함만이 대박으로 가는 가장 빠른 길이기 때문입니다.

2) 저는 겸손하고자 노력합니다.

겸손은 자신을 낮추고 특권의식과 고자세를 버리는 것입니다. 다소 부족한 듯 행하면서 내실을 기하는 것이 더 낫습니다. 겸손하기 위해서는 고개를 숙여야 합니다. 그리고 자신이 옳다고 생각하는 것이 절대적이라고 생각해서는 안 됩니다.

의사가 겸손해야 하는 이유는 권위의식이 도산을 부르기 때문이고, 자만심이 실패를 낳기 때문입니다.

3) 저는 정직하려고 노력합니다.

진실은 언제나 통합니다. 진실을 말함으로써 손해를 보게 되더라도 결국에는 도움이 될 것입니다. 따라서 실수 시 솔직하게 인정하고 사과해야 합니다.

과잉진료를 하지 않는 것도 중요합니다. 과잉진료를 한다는 평판은 병원에 치명적입니다. 정직함이 가장 좋은 정책이며, 정직하기만 하면 근면함, 도덕성은 자연히 따라온다는 것을 명심해야 합니다.

4) 저는 열정적이려고 노력합니다.

불같이 뜨겁고, 모든 것을 걸고, 간절히 원해야 합니다. 그냥 좋은 것이 아니라 너무 좋아 가슴이 뛸 정도라야 성공합니다. 인생에서의 성취는 '무엇을' 원하는가 보다는 그것을 '얼마나 절실하게' 원하는가에 달려있습니다.

'E=mc²(Enthusiasm[열정], mission[사명], cash[돈], congratulation[격려])'라고 말하는 분도 계십니다. 열정의 근원은 뛰어난 성과이며, 열정은 자신에게 주어진 재능과 성격과 조직의 비전이 자신의 일과 일치할 때 더욱 강렬해집니다.

5) 저는 모든 것을 긍정하려고 합니다.
저는 긍정적인 말을 많이 합니다. 그리고 부정적인 말을 하지 않으려고 합니다. 특히나 직원들 앞에서 부정적인 대답과 험담은 금물입니다. 리더는 어떤 경우에든 부정적 에너지를 발산해서는 안 됩니다. 리더인 원장은 '그럼에도 불구하고'라는 사고를 해야 합니다.
긍정적인 정서 상태를 만드는 데 가장 손쉬운 방법은 감사하는 연습을 하는 것입니다. '어렵기는 하지만 가능하다', '~하는 것보다 ~하는 것이 낫겠습니다.' 라는 긍정어를 사용하는 것도 좋습니다. '안 됩니다. 못합니다. 할 수 없습니다. 모릅니다.' 라는 말은 금지어입니다.

#장편한외과의 진료스타일

저는 고객분께서 진료실에 들어오실 때 자리에서 일어나서 맞이합니다. 고객에게 서서 인사를 하고, 자리를 권하며 함께 앉습니다. 만약 고객분이 장편한외과에 처음 오신 분이라면 3분간은 고객분의 이야기를 들으려고 합니다. 그리고 미리 작성하신 초진기록지의 증상을 위주로 대화를 전개합니다. 대부분의 고객분들은 하고 싶어 하시는 이야기가 참 많습니다. 때로는 3분으로도 시간이 부족한 경우도 있지만 대부분은 3분이면 충분히 말을 했다고 느끼십니다. 그렇게 3분의 경청 후에 저는 질문을 드립니다. 그러한 질문을 통해 어떤 문제가 있는지 예상합니다. 물론 진단은 검사를 통해 확진이 되지만 고객분들의 이야기만 들어도 대략적인 진단은 가능합니다. 이러한 과정에서 중요한 것은 '의사가 자신의 이야기를 집중해서 듣고 있다.'는 느낌을 고객에게 주는 것입니다.

그리고 저는 검사를 진행하면서 끊임없이 이야기를 합니다. 의자에서 일어나 바로 옆에 있는 침대에 누우시라고 역시나 일어서서 안내합니다. 그리고 커튼을 치고 검사자세를 취하도록 간호사가 도와줍니다. 항문진찰을 할 때는 고객분들이 부끄러워하시는 경우가 많기 때문에 철저한 프라이버시 존중을 위한 조치들이 취해집니다. 그렇게 준비가 되면 저는 검사를 시작합니다. 검사 전에는 반드시 검사가 불편할 수 있다는 사실을 말하고, 최대한 아프지 않게 검사하려고 노력합니다. 검사를 시행하기 전 고객분이 준비를 하는 동안에도 저는 끊임없이 이야기합니다. 예상되는 질환에 대해서 이야기하고, 못 다한 질문들을 마저 드립니다. 그리고 검사를 할 때는 검사에 오롯이 집중합니다. 항문경 검사는 검사 중간에 고객분도 보실 수 있기 때문에 설명을 하면서 검사합니다.

검사가 마무리되면 고객분이 옷을 입을 때까지 커튼을 쳐 드리고 그 사이에 저는 손을 씻습니다. 고객분은 세면대에서 손을 씻는 의사의 모습에서 청결과 안전에 대한 만족감을 느낍니다. 그리고 서서 고객분이 의자에 앉을 때까지 기다립니다. 고객분이 옷을 다 입고 내려오셔서 의자에 앉을 때 저도 같이 앉습니다. 그리고 모니터를 보면서 설명을 합니다. 저의 설명시간은 상당히 긴 편입니다. 고객분이 설명을 다 듣고 일어나려고 해도 저는 다시 질문이 있는지 여쭈어봅니다. 그리고 마지막에 '더 궁금한 것이 없으신가요?' 라고 물어봅니다. 고객분께서 더 이상 질문이 없다고 할 때까지 질의응답은 계속됩니다.

또 하나 제가 진료를 볼 때 신경 쓰는 것은 보호자입니다. 보호자와 함께 오신 경우에는 보호자도 챙깁니다. 보호자에게도 인사를 하고, 설명을 같이 드립니다. 대화에서 보호자가 소외되는 일이 절대로 있어서는 안 된다고 생각합니다. 그 보호자는 정말이지 귀한 시간을 내서 오신 분이기 때문이며, 고객분을 세상에서 가장 걱정하시는 분이기 때문입니다. 그래서 고객분이 검사 준비를 하는 동안에는 저는 보호자와 대화를 합니다. 단 1초도 쉬지 않고 끊임없이 이야기하는 것입니다. 이러한 저의 노력은 고객분이 진료실을 나갈 때까지 계속됩니다.

대장내시경을 마치고 결과설명을 해드릴 때는 보호자에게 더 자세히 설명하는 편입니다. 대장내시경을 하신 분은 약간의 진정제 효과로 설명의 일부분은 잘 기억하지 못하기 때문입니다. 그리고 대장내시경 후에는 고객분께 베지밀을 드리는데 보호자께도 꼭 베지밀을 같이 드립니다.

보호자로 어린이가 왔을 때는 꼭 선물을 드립니다. 장편한외과의 2021년 공식선물은 핸드크림입니다. 2020년에는 과자를 준비했는데 부모들이 과자를 싫어하는 경우가 제법 있어 선물을 바꿨습니다.

치질 수술 후에도 주의사항은 제가 직접 설명합니다. 일이 너무 많아 직접 설명을 못한 경우도 있지만 그런 경우는 1%도 되지 않습니다. 그리고 수술 후 주의사항 설명시간은 10분 정도로 상당히 긴 편입니다. 수술 후 발생할 수 있는 모든 상황을 다 설명하고, 그때 어떻게 해야 하는지도 꼼꼼히 설명합니다. 그리고 설명을 마친 후에는 8분 정도 되는 영상을 카톡으로 다시 보내드립니다. 한 번 들은 설명을 100% 기억하시는 분은 세상에 없기 때문입니다. 물론 설명 자료도 따로 드립니다.

이렇게 열심히 설명을 하면서 하루를 보내면 진료가 마칠 때쯤 번아웃(Burnout)이 되곤 합니다. 하지만 진료 후에도 원장이 해야 할 일은 많습니다. 그렇지만 원장에게 중요한 것은 진료실에서 의사로서의 삶이라고 생각합니다. 그래서 저는 진료실에서 불나방처럼 온몸을 불태우며 고객분들에게 설명을 합니다. 그것이 의사로 살아가는 저의 삶의 이유이며, 장편한외과를 찾아주신 고마운 고객분들에게 은혜를 갚는 길이라고 생각하기 때문입니다.

재진고객을 대할 때도 나름 신경 쓰는 부분이 있습니다. 바로 차트에 그분에 대해서 기록을 하고, 진료 전에 그 사실을 다시 읽어서 리마인드(Remind)하는 것입니다. 지난번 오셨을 때 수술한 부위의 상처가 어떠했는지, 어떤 부분을 불편해하셨는지 적어둔 기록을 다시 읽습니다. 고객 특이사항에 적어둔 그 고객의 스타일이 어떠했는지, 무엇을 걱정했는지에 대해서도 다시 한번 읽어봅니다. 그리고 혹시 계획보다 일찍 오신 것은 아닌지 확인합니다. 1주일의 약 처방을 했는데 3일 만에 오신 것이라면 뭔가 불편해서 오셨다는 것을 의미하기 때문입니다. 그리고 재진 고객분이 들어오시면 역시나 일어서서 맞이합니다. 그리고 자리에 권하고 저도 같이 앉으며 이야기를 나눕니다. 수술하신 분이라면 서서 짧은 대화를 나누고 상처소독을 위해 침대로 안내합니다. 그리고 상처 치료를 하면서 역시나 끊임없이 대화합니다.

재진 고객을 대할 때 주의할 것은 원장이 그 고객을 기억하고 있다는 사실을 알게 하는 것입니다. 지난번 상황을 기억하고 있다는 것을 고객이 알게 해야 합니다. 함께 온 보호자를 기억하는 것도 좋습니다. 그래서 저는 지난번에 누구와 함께 오셨는지 특이사항에 메모를 합니다. 헤어스타일이 바뀌었거나 신발이 바뀌었다면 언급하는 것도 좋습니다. 나를 수술한 원장이 나에 대해서 별것을 다 기억한다는 느낌을 주는 것만큼 기분 좋은 일은 없다고 저는 생각합니다.

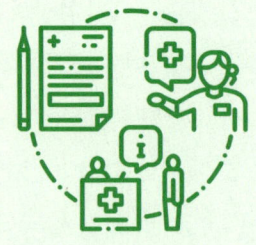

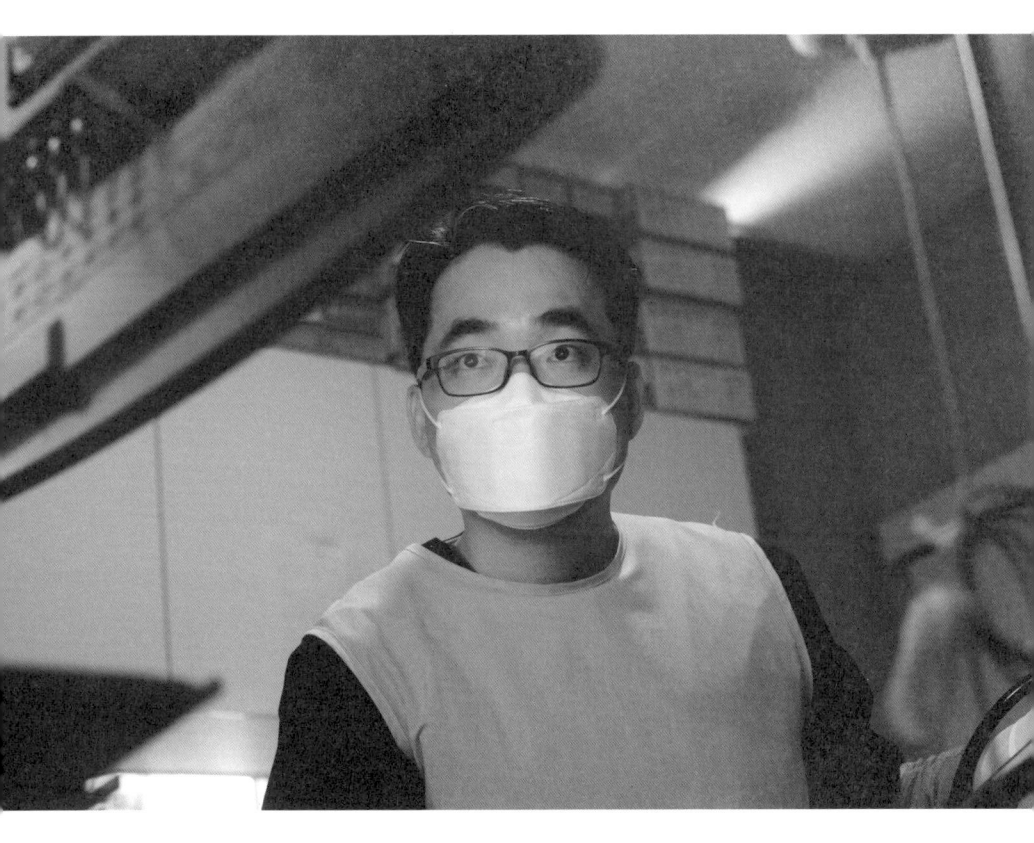

성공하는 병의원 경영 노하우 Ⅳ

고객관리

1. 첫인상이 우선적으로 중요합니다.
2. 치료가 잘 되고 있다고 믿게 해야 합니다.
3. 고객서비스는 결국 고객만족입니다.
4. 고객응대에 최선을 다해야 합니다.

#장편한외과의 고객관리

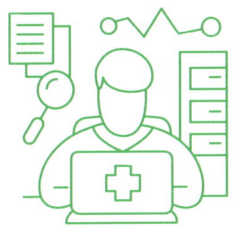

병의원 경영에 있어 중요한 큰 영역이 고객서비스입니다. 의사가 진료실에서 하는 것이 가장 중요하지만, 고객은 병의원의 모든 곳에서 병의원을 평가합니다. 아무리 맛있는 음식점이라고 해도, 서비스가 불량이면 다시는 그 식당에 가지 않는 것처럼 말입니다. 내원한 고객을 만족시키는 방법은 다양합니다.

고객관리_❶

첫인상이 우선적으로 중요합니다.

고객서비스에서 우선적으로 중요한 것은 첫인상입니다. 첫인상을 남기는 두 번째 기회는 없으며, 나중에 따라잡는 것은 힘듭니다. 처음 15초(또는 30초 또는 2분 또는 5초) 안에 내원객을 만족시켜야 합니다. 서서히 다가가는 대신 돌풍처럼 몰아쳐 마음을 사로잡아야 하는 데, 이유는 인간은 마음을 바꾸고 싶어 하지 않기 때문입니다. 그렇게 하기 위해서는 첫 한마디에 정성이 실려야 합니다.

첫인상을 결정하는 또 하나의 요소는 복장과 외모입니다. 복장은 우리가 타인을 지각하는 방식에 결정적인 역할을 합니다. 단정하고 깔끔하고 절제된 옷은 포장입니다. 데이트 가는 심정으로, 항공사 승무원을 라이벌로 생각해야 합니다. 의사는 가운을 항상 여유 있게 준비하고, 거울을 자주 보며, 코털까지도 정리해야 합니다. 지저분한 복장과 낡은 유니폼은 금지입니다.

몸짓언어도 중요합니다. 상대방 쪽으로 몸이 향해야 하며, 상체가 앞으로 약간 기울이는 것이 좋습니다. 자신감 넘치는 몸짓이 필요하며 절대 고객의 눈을 피해서는 안 됩니다. 목소리도 중요한데 가급적 '솔'음(약간 톤을 높여)이 좋습니다. 낮은 목소리, 습관적인 말투, 부정확한 발음을 피해야 하며, 따뜻하고 진심어린 어조가 좋습니다.

인테리어도 중요합니다. 간판과 출입문은 중요합니다. 출입문에 병원의 정체성을 표현하는 상징물이나 문구가 있어야 하며, 섬세하게 설계된 조명과 완성도 높은 인테리어와 병원의 정체성을 표현하는 실내 디자인이 필요합니다. 화장실은 청결해야 하며, 대기실은 충분한 조명, 편안한 의자, 아로마 향, 브로슈어, 최신 정기간행물 등의 볼거리와 적절한 온도와 환기는 완벽해야 합니다. 어두운 조명과 너무 빠르거나 느린 음악과 유행가와 철지난 잡지와 말라 죽어가는 식물, 더러운 쓰레기통. 지나친 병원 냄새는 금기입니다. 진료실 책상도 정리가 되어있어야 하며, 보호자 의자도 준비되어야 합니다. 책장에는 전문적 의학서적만 있어야 하며, 마케팅, 경영, 의학과 무관한 서적은 없어야 합니다.

그 이외에도 고객이 병의원에서 만나는 모든 첫인상이 중요합니다. 한 번의 전화로 병원의 모든 것을 판단하는 게 고객입니다. 전화만 잘 받아도

반은 성공인데 전화상담은 경험이 있는 경력자가 좋습니다. 전화는 5초 이내에 받아야 하며 전화기에 대고 인사를 할 정도로 공손해야 합니다. 서비스는 주차장에서 시작됩니다. 그리고 원무과는 병원의 거울로 가장 마음이 따뜻한 사람이 고객을 맞이해야 합니다. 접수할 때는 바로 인적사항부터 묻는 것이 아니라 small talk로 대화하고, 환영한다는 신호를 보내야 합니다. 친절한 미소와 다정한 말투로 고객을 맞이해야 하며, 진심어린 인사를 해야 합니다. 신환 접수용지도 신경을 써야 합니다.

그리고 첫인상에서 가장 신경을 써야하는 것은 청결입니다. 청결이 최우선입니다. 책상과 업무 공간은 말끔히 정리되어야 합니다. 화장실도 최소한 호텔 수준은 넘어서야 하며, 30분마다 점검해야 합니다. 구석에 쌓인 먼지와 쓰레기도 주의해야 하며, 음식냄새는 금물입니다. 혈흔, 1회용 주사기는 보이지 않게 해야 하며, 커튼이나 타일도 항균 성능이 있는 것을 사용합니다. 청결은 고객에게 보이게 하는 것이 좋은데 고객이 보는 앞에서 손을 씻고 장갑을 갈아 끼우는 것은 좋은 방법입니다.

#장편한외과의 첫인상

장편한외과 인테리어의 컨셉은 '스타벅스 커피숍'입니다. 커피숍에 온 듯한 편안한 분위기와 스타벅스 커피향의 병원으로 첫인상을 준비했습니다. 코로나시대에 맞춰 대기실도 넓게 확장하였고, 살균시스템을 도입하여 안전한 병원의 첫인상을 주고자 노력하였습니다. 대기실 TV에서는 제가 출연한 유튜브 영상이 계속 나오는데 모든 영상은 자막처리를 하여 읽을 수 있게 하였습니다(영상의 소리는 나오지 않습니다.) 병원 전체에 밝은 느낌의(기분이 좋아지는) 음악이 배경음악으로 깔리고 있으며, 대기실에 다양한 브로슈어와 건강서적 등 읽을거리를 많이 준비하였습니다. 화장실은 병원 내에도 있고, 입구 바깥쪽에도 있는데 냄새가 나지 않고 깨끗한 화장실을 만들기 위해 최선을 다하고 있습니다(좌변기 클리너도 설치가 되어 있으며, 손세정제와 손건조기도 있습니다.)

상담실을 따로 두어 고객의 프라이버시를 존중하는 인상을 줍니다. 전화가 오면 '정성을 다하겠습니다.' 라는 멘트로 전화를 5초 이내에 받고, 전화를 주로 받는 직원은 간호부장이라 경험이 많습니다. 진료실은 대기실에서 다소 떨어진 곳에 있는데 진료실에서의 상황을 대기하는 고객분이 볼 수가 없어 개인정보 보호에 적합합니다. 대기실에서 진료실로 이동할 때는 간호사가 친절히 안내합니다. 진찰과 검사를 할 때도 고객분의 프라이버시는 철저히 보호됩니다.

진료를 마친 고객분은 친절한 안내를 받고 수납을 진행합니다. 주차는 병원 건물에 주차했다면 시간 상관없이 무료입니다(편안한 주차를 위해 제2주차장도 운영하는데, 제2주차장은 2시간 무료입니다.) 약국과는 핫라인으로 연결되어 필요하면 즉각 조치가 가능합니다.

장편한외괴의 간판은 멀리서도 잘 보이고, 큰 시계도 있어 눈에 잘 띕니다. 병원의 H.I가 곳곳에 있어 마케팅이 되고, 브로슈어 등도 전체적으로 파란색으로 색상을 맞췄습니다. 질환을 설명하는 브로슈어와 책이 구비되어있어 자세히 설명하는 병원의 인상을 줍니다.

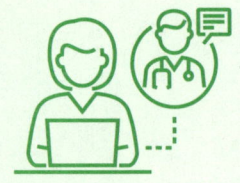

고객관리_❷

치료가 잘 되고 있다고 믿게 해야 합니다.

고객에게는 보이지 않는 것을 보이게 해야 합니다. 고객은 보여야 믿습니다. 고객들이 평가할 수 있는 근거를 제공하는 것입니다. 치료효과, 치료에 대한 자신감, 안정감 등을 보여줘야 합니다. 고객들로 하여금 차이를 인식하게 하고, 비용 이상의 가치를 느끼도록 하는 것이 고객가치의 창조입니다.

먼저, 병의원은 고객에게 자랑을 해야 합니다. 감사패, 표창장, 공로패, 발표논문, 학회참가증, 증명서 등을 이용하여 원장을 보여줘야 합니다. 잘한 일은 반드시 알려야 합니다. 얼마나 열심히 했는지, 얼마나 신경 썼는지, 얼마나 잘해냈는지 보여줘야 합니다. 단 적당한 겸손함을 잊어서는 안 됩니다.

둘째, 핵심 경쟁요소를 이미지화(시각화)해야 하지만 본질이 아닌 것에도 신경을 써야 합니다. 고객들은 치료기술보다는 본질 주변에 있는 일상적이고 세부적인 것들로 병원을 평가하기도 합니다.

셋째, 기억에 남을 인상적인 경험을 제공해야 합니다. 포스트잇으로 감사의 말, 자필카드, 편지 등을 드리는 것도 좋습니다. 오래 기다린 고객에게 계절에 걸맞은 차 대접하기, 어르신 고객에게 손을 따뜻하게 잡아주기, 명함 건네기, 진료실에서 음료수 권하기, 사은품 샘플 선물 건네기 등도 좋습니다.
나를 알아주는 병원이라는 인식을 심어주는 경험을 제공하는 것도 좋습니다. 고객의 이름을 기억하고 자주 부르는 것은 큰 도움이 됩니다. 이름을 부르는 것이 중요한 이유는, 사람의 이름은 그에게 가장 아름답고 중요한 소리이기 때문입니다. 고객을 알아봐주는 것은 충성고객 확보의 비결입니다.

넷째, 자신을 연출해야 합니다. 미소, 옷차림, 시선, 자세, 목소리, 몸가짐, 매너, 표정, 헤어스타일, 인사, 언어 등으로 원장이 얼마나 좋은 사람인가를 보여줘야 합니다. 사람들은 약간 'over'했을 때 친절하다고 느끼기 때문에 조금 업(up)된 상태에서 일하는 것도 좋습니다. 다만 지나칠 정도로 친절을 베풀거나 획일적이고 가식적 냄새가 풍기는 환영인사는 금물입니다.

#장편한외과의 Show

저는 고객과의 만남을 한 편의 공연이라고 생각합니다. 고객분을 만나고, 이야기 나누고, 내가 가진 지식을 나눠드리고, 진찰하고 치료하는 과정이 한 편의 영화 같습니다. 주인공은 고객분이고, 저는 조연입니다. 우리는 함께 공연을 하며 감동의 드라마를 촬영합니다.

진료할 때 저의 목소리는 조금 하이톤입니다. 혼자일 때는 사색을 좋아하지만 사람을 만날 때는 업된 기분이 되게 저를 컨트롤합니다. 특히나 아픈 사람을 대하는 의사로서는 고객분들에게 희망을 선물해야 된다고 믿습니다. 저 역시나 오랜 기간 동안 보호자 역할을 했기 때문에 아픈 분들이 겪는 고통을 잘 알고 있기 때문입니다. 그리고 저는 고객분들이 저를 믿고 안심할 수 있도록 저를 어필합니다. 진료실에는 많은 상장들이 있습니다. 보건복지부 장관상 2장이 가장 눈에 잘 띄는 곳에 있습니다. 국립암센터 대장암센터 출신이라는 것과 대장항문외과 세부전문의이며, 대장내시경 세부전문의라는 사실을 금방 알 수 있게 해두었습니다. 이러한 저의 경력을 통해 믿고 맡길 수 있는 의사라는 믿음을 드립니다.

장편한외과에 처음 오신 분들께는 제가 집필한 책을 읽어보시라고 빌려 드립니다. 그 책 속에는 고객분이 궁금해 하시는 내용들이 가득하고, 저의 소개도 첨부되어 있습니다.

장편한외과에 한 번이라도 오신 분이라면 저는 진료차트에 그분의 특징에 대해 몇 가지 적어둔 것을 미리 읽고 만납니다. 그래야 그분이 본인을 기억하고 있다는 안심을 느끼기 때문입니다.

고객관리_③

고객서비스는
결국 고객만족입니다.

고객서비스는 결국 고객만족입니다. 고객을 만족시키기 위해서는 기대 이상의 서비스를 제공하고, 고객의 욕구를 파악하며, 즐거움을 주어야 합니다.

1) 고객의 기대를 뛰어넘어야 고객은 만족합니다.
고객을 만족시키기 위해서는 기대하지도 않았던 뜻밖의 서비스를 제공해야 합니다. 서프라이즈하지 않으면 절대로 성공할 수 없습니다. 규모나 시설, 서비스, 진료 프로세스, 치료결과에서 고객에게 놀람을 선물해야 합니다. 안정성, 효과성, 고객중심성, 효율성, 형평성 측면에서 뛰어나야 합니다.

둘째, 특별한 것을 제공하는 것도 좋습니다. 독특하고, 놀랍고, 흥분되는, 사람들의 관심을 끄는 상상을 뛰어넘는 감동이벤트를 하는 것입니다. 특별한 경험, 감동적인 경험, 경쟁사와 구별되는 독특한 가치의 제공이 고객감동의 첫 번째 원칙입니다. 뭔가 특별한 것을 한 가지 해줌으로써 극히 개인적인 경험과 스토리를 만드는 것입니다. 연인에게 프러포즈하는 것처럼 이벤트를 하기위해서는 고객이 무엇을 좋아할지, 어떤 부분에서 만족할지 고민하면서 준비해야 합니다.

셋째, 고객이 원하는 것을 적절한 타이밍에 제공해야 합니다. 고객이 원하는 것을, 원하는 때에, 원하는 방법으로 제공해야 고객은 만족합니다. 고객이 필요로 하는 것을 요구하기도 전에 미리 해주는 서비스도 좋습니다.

2) 고객의 욕구를 파악해야 합니다.

고객의 욕구(Needs)를 찾아 How(어떻게)를 연구해야 합니다. 고객이 가치라고 생각하는 것을 찾아 이를 제공하는 것입니다. 진료실 1원칙은 '고객이 원하는 바를 미리 파악하라.' 입니다. 고객과 만나는 매 순간을 새로운 것을 알아낼 수 있는 기회로 삼아야 합니다.

일반적으로 고객이 원하는 것은 '좋은 품질, 저렴한 가격, 보다 빠르고 좋은 서비스'이지만 모든 고객은 똑같지 않습니다. 대부분의 고객(환자)에게 가장 중요한 니즈는 안심입니다. 고객이 원하는 것을 알아내기 위해서는 고객(환자) 말을 들을 때는 문제의 본질을 볼 수 있는 눈치가 빠른 의사가 되어야 합니다.

트렌드에 핵심경쟁력을 맞추는 것도 필요합니다. 환경의 변화를 적시에 올바르게 인식하는 것이 첫걸음이 됩니다. 트렌드를 파악하기 위해서는 투자가 필요합니다. 정보를 얻는 데 필요한 돈을 아끼는 건 도리어 손해이며, 가치 있는 정보는 그만큼 대가를 지불해야 얻을 수 있습니다. 조사를 '빠르게, 제대로, 저렴하게' 할 수는 없으며, 수치의 한계를 잊어서는 안 됩니다. 조사 결과가 뜻하는 '행간의 의미'를 파악해내는 통찰력이 필요합니다.

3) 고객에게 즐거움을 드려야 합니다.

진정한 고객서비스는 고객에게 즐거움을 주는 것입니다. 다시 말해 고객을 신나게 해야 합니다. 병원을 디즈니랜드처럼 만드는 것도 좋습니다. 고객을 즐겁게 하는 것이 일하는 이유이어야 하며, 고객을 즐겁게 하는 것이 가장 큰 열망이 되어야 합니다. 직원들은 활기가 느껴지고 고객들에게 관심이 많아야 합니다. 다른 사람의 기분을 좋게 하고, 함께 있는 시간을 즐겁게 만들어 줄 수 있는 것이 기술입니다.

고객에게 즐거움을 드리기 위해서 유머와 재치를 활용하면 좋습니다. 그리고 고객과 함께 축하할 일을 찾아서 축하의 말을 많이 하는 것도 좋고, 오감을 자극하는 것도 좋습니다.

4) 감정에 호소하는 것이 도움이 됩니다.

고객들은 생각보다 느낌에 더 많은 비중을 둡니다. 지적인 이해가 의사결정에 중요하지만, 행동을 결정하는 것은 느낌(feeling)이기 때문입니다. 따라서 이성적인 측면과 감성적인 측면을 모두 고려한 개별화된 서비스 제공하는 것이 좋습니다. 합리적인 제안보다는 서비스에 담긴 이야기나 자신만의 감성을 자극하여 마음을 움직이는 감성이 필요합니다. 다시 말해 병원의 기획은 훨씬 더 정서적(emotionally)이어야 합니다. 보다 인간적인 교감을 나누고, 정도 같이 파는 精 지향적인 전략으로 가야 합니다. 그리고 고객에게 공감해야 합니다. 말은 가슴에 대고 해야 하며, '그게 아니라요' 대신 '그러게요' 라고 말해야 합니다. 사실적인 대답을 하기에 앞서 공감의 말을 먼저 해 주는 것이 중요하며, 고객(환자)이 호소하는 통증을 고객(환자)이 주관적으로 느끼는 정도의 그 자체로 인정하고 이해 및 동감해야 합니다.

스토리텔링도 좋은 방법입니다. 주변 사람들에게 이야깃거리를 만들 수 있는 서비스를 제공하는 것입니다. 고객 주변 지인들의 관심을 끌 수 있는 흥미 있고 흥분되는 그런 이야깃거리를 고객에게 주는 것입니다. '분명히 나를 기억하고 있다.' 고 생각할만한 스토리가 언급되면 좋고, 이슈가 될 만한 소재와 호감과 공감을 불러일으킬 스토리라면 더할 나위 없이 좋습니다.

따라서 병원은 자기가 가진 장점을 주제로 스토리텔링을 할 수 있는 역량이 필요합니다. 창의적 발상을 통해 스토리텔링 콘텐츠를 만드는 것입니다. 고객의 에피소드, 의사의 생각과 열정적으로 진료하게 된 내용, 의사의 거침없는 노력과 병원의 성장이야기, 브랜드나 아이덴티티에 얽힌 사연, 병원생활, 의료진 인터뷰 등 실질적인 내용을 활용하는 것도 좋습니다.

#장편한외과의 고객서비스

장편한외과만의 고객서비스의 특징은 당일수술과 당일퇴원, 편안한 대장내시경, 자세한 설명, 원장의 경험, 좋은 후기 등입니다.

1. 장편한외과는 치질수술을 웬만하면 권유하지 않고, 수술을 하더라도 당일 퇴원합니다.
   수술 후 당일퇴원이 가능한 이유는 미추마취로 수술하기 때문입니다. 수술 후 당일에 퇴원하고 바로 일상생활이 가능하기에 많은 고객분들이 장편한외과를 선택하십니다.

2. 장편한외과에서의 대장내시경은 편안합니다. 2만 번 이상의 경험에서 나오는 검사의 편안함과 좋은 장비 덕분에 대장내시경이 아프지 않고 편안합니다.

3. 장편한외과에서는 아주 자세히 설명합니다. 원장이 이야기 하는 것을 좋아하는 스타일이며, 유튜브채널을 통해 100편이 넘는 설명 자료가 제공됩니다.

4. 장편한외과의 원장은 국립암센터 출신으로, 대한외과학회에서 10년 넘게 대장내시경, 위내시경, 복부초음파 등 전공의 술기교

육 지도교수로 활동하고 있습니다. 또한 대장내시경 세부전문의 이며, 대장항문외과 세부전문의라서 믿을만합니다.

5. 장편한외과는 포털 사이트에 좋은 후기들이 많습니다. 많은 분들께서 좋게 평가해주셔서 좋은 입소문이 나고 있습니다. 원장으로서 너무나 감사드립니다.

고객관리_❹

고객응대에 최선을 다해야 합니다.

고객응대에서 고객관리의 승패가 갈립니다. 첫인상을 좋게 만들고 고객을 만족시키는 것도 중요하지만, 고객을 응대하는 기본이 제대로 되지 않는다면 공든 탑은 무너질 것입니다. 멋진 서비스 작품을 만들어놓고 한 가지 실수로 전체를 망치는 일은 없어야겠습니다.

1) 고객응대의 시작은 정중한 인사입니다.

인사는 깍듯이, 공손히, 존경하고 존중하는 마음으로, 상체를 정중하게 굽히면서 해야 합니다. 그리고 일어서서 맞이하고 배웅할 때 일어서서 인사해야 합니다. 그리고 눈을 쳐다보며 인사해야 합니다. 인사를 할 때는 한마디 더 하면서 인사하는 것이 좋은데, 상황에 맞는 인사말을 적절히 활용합니다. 그리고 인사를 할 때는 먼저 해야 합니다. 고객과 눈을 마주치는 즉시 인사하고, '3보 마중, 7보 배웅'하며 인사하면 더없이 좋습니다. 또한 어디서든 언제든 인사해야 하며, 병원 주변이나 같은 건물 사람들, 우체부, 택배기사, 지역상점 주인들에게도 특별히 인사를 잘해야 합니다.

2) 고객을 대할 때는 무조건 미소 지어야 합니다.

미소는 고객에게 주는 선물입니다. 사람의 마음을 사는 가장 손쉬운 방법은 미소 짓기입니다. 미소는 밝아야 하며, 지나치지 않아야 합니다. 웃음과 미소가 지나치면 가식적이고 진심이 아니라는 인상을 주며, 거부감을 줄 수도 있습니다.

'웃지 않으려면 출근하지 마라.', '웃음이 없는 사람은 가게를 열어서는 안 된다.' 라는 말이 있습니다. 그만큼 웃음은 경영의 기본이며, 자연스러운 미소로 생기는 주름은 서비스업에서는 계급장 같은 것입니다.

3) 칭찬은 고객을 춤추게 합니다.

칭찬은 마음의 영양제이며, 의욕의 원천이자 영혼에 주는 산소입니다. 립서비스의 파워를 잘 이용하는 것도 하나의 실력이며, 서비스를 할 때 가장 중요한 것은 아부를 잘 하는 것입니다.

원장은 고맙다는 말을 입에 달고 살아야 합니다. 아낌없이, 시도 때도 없이 칭찬해야 하며, 사소하더라도 칭찬하고, 작은 변화에도 칭찬해야 합니다. 그리고 고객들에게 구체적이고 참신하게 칭찬하는 것도 중요합니다. 여성은 주로 외모, 액세서리, 옷, 구두, 헤어스타일, 화장법, 향수 등을 언급하고, 남성은 목소리, 넥타이, 헤어스타일, 향수 등을 칭찬하면 좋습니다.

그리고 칭찬은 즉시, 앞에 대놓고, 과감하고 대담하게, 고객의 눈을 보고 해야 합니다. 칭찬은 타이밍이 생명이기 때문에 칭찬하는 것을 절대 주저해서는 안 됩니다.

그리고 칭찬은 세련되고, 진정성 있게 해야 합니다. 칭찬에 진심이 담겨있어야 하는데, 너무 지나친 칭찬은 아부로 들릴 수 있으므로 상황에 따라 적절히 선택해야 합니다. 지나친 칭찬은 오히려 독이 될 수도 있으므로 근거 없거나 허황되거나 부풀려 칭찬해서는 안 됩니다. 칭찬은 반복하지 않고 짧게 끝내는 것이 좋으며, 핵심사항만 함축하는 것이 좋습니다. 그리고 칭찬 끝에 토를 달면 안 되고, 칭찬과 동시에 부탁을 해서는 안 됩니다.

4) 정성을 다해야 합니다.

고객에게 정성을 들이고 또 들여야 합니다. '백 가지 기술이 한 가지 정성보다 못하다.'는 말처럼 정성을 다해 고객의 마음을 얻는 것이 최고의 고객감동입니다. 장인정신으로 고객을 대하는 것도 좋습니다. 천직으로 임하며, 혼을 담고 진심을 담아야 합니다.

5) 고객응대는 신속해야 합니다.

고객응대에서 중요한 것은 3S(Smile, Service, Speed. 항상 웃는 얼굴로 고객맞춤형 서비스를 신속하게)입니다(또 다른 3대 요소로 신속성, 편리성, 정확성을 언급하기도 합니다.) 뭔가 문제가 발생했다면 즉석에서 해결해 줘야 합니다.

대기시간을 줄이기 위한 노력도 중요합니다. 긴 대기시간은 고객의 가장 큰 불만사항입니다. 첫째, 대기시간을 알려주고, 얼마나 기다려야 하는지 말해줘야 합니다. 불확실성을 없애면(전광판 이용) 공평하다는 믿음을 주게 됩니다. 둘째, 간단한 절차를 일단 시작합니다. 셋째, 기다림을 지루하게 않게 합니다. 시청각 자료를 준비하거나 부수적인 서비스를 경험하게 하는 것도 좋습니다.

신속한 고객응대를 위해서는 일단 시작해야 합니다. '지금 그럼에도 불구하고' 시작하는 것입니다. 스피드란 빠른 진행이 아니라 빠른 착수입니다. 일단 결정을 하면 빠르고 과감하게 행동에 옮겨야 하며, '지금, 여기서, 오늘, 당장' 시작하는 것입니다.

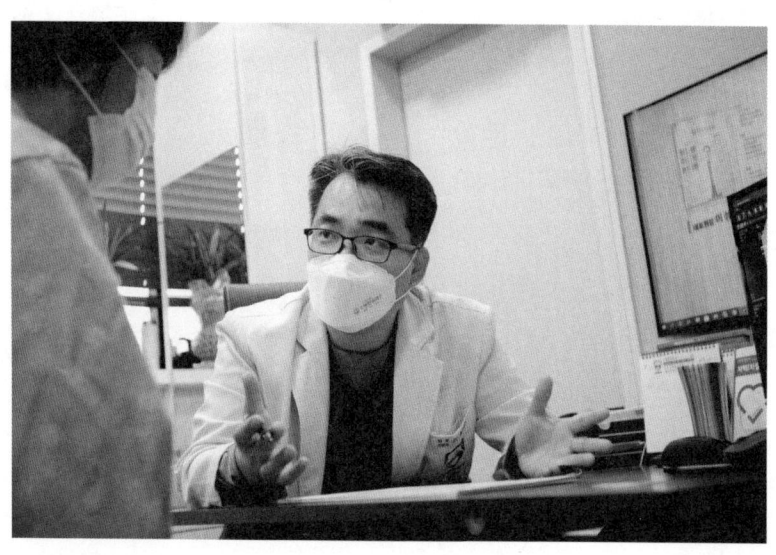

#장편한외과의 '고객의 소리함'

장편한외과 대기실에는 '고객의 소리함'이 있습니다. 누구든지 장편한외과의 고객서비스에 대해서 의견을 표현하는 공간입니다. 장편한외과에 대한 평가지가 있고, 그 평가지에 의견을 적어 통에 넣는 것입니다. 이러한 '고객의 소리함'은 여러 가지 장점이 있습니다.

먼저 고객의 직접적인 의견을 청취할 수 있습니다. 이 공간을 통해 고객분들은 좋은 아이디어를 주십니다.
둘째, 고객의 의견까지도 청취하려고 노력한다는 병원의 좋은 이미지를 고객들에게 심어줄 수 있습니다.
셋째, 불만고객께서 불만을 토로할 수 있는 공간을 제공하는 역할도 합니다. 만약 이처럼 불만을 토로할 수 있는 공간이 없다면 불만고객은 인터넷에 나쁜 소문을 퍼트릴 것입니다.
넷째, 직원과 원장에게도 자극이 됩니다. 누군가가 본인을 평가한다는 생각을 하면 아무래도 더 조심하게 되고, 더 신경 쓰게 됩니다.
다섯째, 고객서비스를 잘하는 직원이 누구인지 알게 되며, 이에 대한 보상을 할 수 있습니다.
여섯째, 고객의 칭찬을 통해 직원이나 원장이 긍정적인 피드백을 받게 됩니다.

성공하는 병의원 경영 노하우 Ⅴ

병의원 경영

1. 병의원 경영의 진정한 목표는 사회공헌입니다.
2. 성공하지 못하는 이유는 실천하지 않기 때문입니다.
3. 약속은 반드시 지켜야 합니다.
4. 컴플레인을 현명하게 대처해야 합니다.
5. 원장은 병의원의 리더입니다.

#장편한외과의 병의원 경영

병의원 경영_❶

병의원 경영의 진정한 목표는 사회공헌입니다.

병의원 경영의 목표는 사회공헌이 되어야 합니다. 원장 개인의 수입 증대가 목표가 되어서는 병의원이 성장할 수 없습니다. 지역사회와 함께하고, 다른 사람을 돕고, 이익을 사회와 나눠야 합니다.

원장은 이익을 내는 서비스 부문에 쏟는 열정과 같은 정도의 열정을 지역사회의 서비스에 쏟아야 합니다. 지역사회 기부 프로젝트도 참여하고, 지역문화예술 공연, 노숙자 의료봉사 활동 지원, 마라톤 대회 자원봉사 등 이벤트 행사에도 적극 참여하는 것이 좋습니다. 소방관, 재향군인 등 국가를 위해 헌신한 이들을 보살피는 것도 좋습니다.

사회공헌 활동으로 병원의 브랜드 가치를 높일 수 있으며, 착한 병원의 스토리를 만드는 데도 도움이 되며, 더불어 지역사회에 대한 봉사는 강력한 지지를 낳습니다. 그리고 병원의 조직문화와 직원들의 자긍심 고취에 사회공헌만큼 좋은 방법이 없습니다. 더불어 이익을 나누는 것이야말로 병원에도 가장 큰 이익입니다. 아끼지 말고 퍼줘야 본인의 곳간이 채워지며, 비운만큼 채워집니다(우물의 법칙.) 시간, 마음, 돈을 아낌없이 베풀어야하는 데, 이왕이면 상대편이 요청하기 전에 건네는 것이 훨씬 효과적입니다.

봉사란 우리가 삶에 대해 지불해야 할 세금입니다. 기업의 사회적 책임은 선택사항이 아니라 기업 생존을 위한 기업 전략입니다. 사람을 통해 사람을 이롭게 하는 것이야말로 기업 성공의 핵심 요체라 하겠습니다.

#장편한외과의 사회공헌활동

부끄럽지만 아직 부족한 것이 사실입니다. 앞으로 더 많은 사회공헌활동을 하도록 노력하겠습니다. 사회공헌을 위해 하고 싶은 일들이 참으로 많습니다. 코로나시국이 빠른 시간 내에 해결되어 더 자주 여러분을 뵙기를 고대합니다.

● 의료봉사

저는 대학생 때부터 꾸준히 봉사활동을 해왔습니다. YMCA에서 청소년 자원봉사를 시작으로, 의과대학 의료봉사동아리 회장을 하면서 꾸준히 활동하였습니다. 재활원 봉사활동도 6년 넘게 해왔고, 의사면허를 따고 나서는 의료봉사를 자주 다녔습니다. 의료 자원봉사 후기로 보건복지부 장관상을 받기도 하였습니다. 코로나로 중단되기 전까지는 고성산불이재민을 위한 초음파 의료봉사 활동을 다녀왔고, 대한의사협회에서 진행하는 의료봉사도 다녀왔습니다.

● 국경없는 의사회 후원

장편한외과가 개원하고 나서는 매년 꾸준히 국경없는 의사회를 후원하고 있습니다. 1년에 300만 원이지만 앞으로도 꾸준히 후원할 것입니다.

● 사단법인 제주올레 후원

제주에서의 7년 동안의 인연으로 꾸준히 2012년부터 10년째 제주올레를 후원하고 있습니다. 장편한외과 개원 후에는 간세후원(300만 원)을 하였습니다. 제주올레 자원봉사자 모임에서는 6년 넘게 총무와 부회장 역할을 수행하였습니다.

● 사단법인 강릉바우길 후원

적은 금액이지만 5년째 사단법인 강릉바우길을 후원하고 있습니다.

병의원 경영_❷

성공하지 못하는 이유는 실천하지 않기 때문입니다.

'대다수의 개원의가 성공한 병원장이 되지 못하는 이유는 실행하지 않아서이지 몰라서가 아니다.' 라고 합니다. 행동은 실천에서 비롯되고, 지식이 변화나 실천의 원동력이라고 믿는 것은 함정입니다.

결단과 실행은 성공의 필수법칙입니다. 해답은 누구나 알고 있기 때문에, 승부처는 세상에 없던 새로운 아이디어를 찾아내는 것이 아니라 남들이 생각만 하고 시도하지 않은 것을 먼저 해보는 것입니다. 단 한 번의 실천이 천만 개의 이론보다 낫습니다. '위대한 인생은 앎이 아니라 행함으로 이루어진다.' 는 명언을 실천해야 합니다.

먼저 실천을 할 때는 과감해야 합니다. 1류 전략에 3류 실행력보다 3류 전략에 1류 실행력이 더 낫습니다. 치밀하게 계획하고 과감하게 실행해야 합니다.

둘째, 일관성 있게 실천합니다. 얼마나 일관성을 가지고 계획을 실천하는지가 성공을 좌우합니다. 꾸준한 실천과 실천의 지속은 정말이지 중요합니다.

셋째, 작은 실천을 게을리 하지 말아야 합니다. 생각은 크게 하되 시작은 작게 하는 것입니다.

마지막으로 바로 실천하는 것입니다. 오늘 당장 실행에 옮기고, 해야 한다는 생각이 든다면 즉시 행해야 합니다. 실행 소요시간이 짧아야 하는데, 5년 후 목표를 달성하기 위해 역산해서 당장 할 일을 결정하고 실천하면 도움이 됩니다.

#장편한외과 원장의 인생모토 'Now'

저는 '지금'이라는 단어를 참 좋아합니다. 해야겠다고 생각이 들면 바로 하려고 노력합니다. 어차피 나중에 할 것이기에 지금부터 하면 된다고 생각합니다. 남들보다 먼저 시작하는 것은 여러 가지가 이득입니다.

제가 '지금 바로' 하려는 이유는 의사가 되는 과정에서 너무나 많은 안타까운 죽음을 보았기 때문입니다. 특히나 응급실에서 원치 않는 죽음을 맞이하는 분들을 뵈면서, 그리고 그 가족 분들을 뵈면서 많은 생각을 하게 되었습니다. 저의 부모님께서 일찍 돌아가신 것도 영향이 큽니다. 어릴 적에 맞이한 부모님과의 이별은 '남은 인생을 더 잘살아야겠다.'는 생각으로 이어졌습니다. 그리고 그때부터 '하고 싶은 것을 하지 못해서 후회하는 삶을 살지는 말고 바로 하자.'고 다짐했습니다.

저의 개원이 늦은 이유는 여러 가지인데 막내가 초등학교에 들어갈 때까지는 개원보다는 가족을 선택하고 싶었기 때문입니다. 그렇게 조금은 늦었지만 개원한 이후에는 저는 바로바로 하고 싶은 것을 합니다. 이 책도 마찬가지입니다. 『개원은 개고생?』이라는 책이 출판되기도 전에 바로 『병의원 경영은 개고생?』이라는 책을 적어야겠다고 생각했으며, 바로 집필을 시작했습니다.

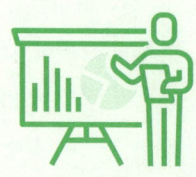

병의원 경영_❸

약속은
반드시 지켜야 합니다.

고객들은 신뢰를 최우선으로 생각합니다. 따라서 고객들에게 신뢰를 보여줘야 하며, 신뢰를 진료품질의 핵심지표로 삼아야 합니다. 고객과의 약속을 이행하지 않으면 나머지 것을 아무리 잘해도 소용없습니다. 따라서 '작은 약속'을 지키기 위해 '큰 노력'을 해야 합니다.

먼저, 예약시간을 준수해야 합니다.
둘째, 약속한 것을 실천해야 합니다.
셋째, 지키지 못할 약속은 하지 말아야 합니다. 약속은 조심스럽게 조금만 하는 것이 좋습니다. 지킬 수 있을지 확신이 서지 않을 때는 약속을 하지 않는 것이 좋습니다. 약속을 지키는 최선의 방법은 약속을 하지 않는 것입니다. 과장광고나 약속 파기는 독약이므로 반드시 피해야 합니다. 당장 눈앞의 이익 때문에 많은 것을 약속하는 것은 고객의 불신을 초래하여 결국 손해로 이어지게 되고, 실망한 고객은 다시 내원하지 않게 됩니다.

넷째, 이행상황을 보고합니다. 이행상황에 대해 고객에게 계속 통보해주는 사소한 활동을 추가하는 것이 좋습니다.

마지막으로 약속시한을 어길 때는 사전(최소 하루이틀 전)에 보고해야 합니다.

#장편한외과의 약속

- **장편한외과의 치질 수술은 정직하고 정석대로 하겠습니다.**

  장편한외과는 치질 수술을 무조건적으로 권유하지 않겠습니다. 수술이 꼭 필요한 경우에만 수술하겠습니다. 여러 가지 다른 목적을 위해 환자들을 속이고, 거짓말하지 않겠습니다. 양심에 어긋하지 않게, 교과서적으로 정석대로, 꼭 필요한 경우에만 수술을 권유하겠습니다. 대장항문외과 세부전문의 자격을 가지고 있는 장편한외과 이성근 원장의 정직한 수술로 다른 대장항문 외과의원 및 병원들과 차별점을 만들겠습니다.

● **장편한외과의 대장내시경은 오랜 경험과 실력으로 아프지 않고 편안하게 하겠습니다.**

장편한외과는 고통스러운 대장내시경을 시행하지 않겠습니다. 첨단 장비와 많은 경험에서 나온 실력으로 편안한 대장내시경을 하겠습니다. 장편한외과는 고가의 의료용 CO_2 주입장치를 사용하여 대장내시경 검사의 통증을 획기적으로 줄이겠습니다.

대장내시경 세부전문의 자격을 갖고 있는 장편한외과 이성근 원장이 2009년부터 2019년까지 시행한 대장내시경은 19,182분이십니다. 많은 경험에서 쌓은 탁월한 실력으로 고객분들이 편안한 대장내시경을 받으실 수 있도록 하겠습니다.

● **장편한외과의 변비와 변실금 진료는 진단부터 치료까지 원스톱으로 하겠습니다.**

변비와 변실금의 치료로 약만 드리지 않겠습니다. 장편한외과는 검사를 통해 변비와 변실금의 원인과 유형을 분석하여 그에 맞춰서 최신장비와 최신 약물로 치료하겠습니다.

바이오피드백(생체되먹임) 치료 장비를 구비하여 간편하면서도 효과적인 최신의 변비와 변실금 치료를 하겠습니다. 오랜 기간 동안 대장항문 전문의료기관에서 근무한 장편한외과 이성근 원장이 수원 지역에서 변비와 변실금 치료의 새로운 시대를 열겠습니다.

- 장편한외과의 초음파검사는 꼼꼼하게 검사하고 세심하게 설명하겠습니다.

금방 끝나버리는 초음파는 하지 않겠습니다. 장편한외과는 초음파 검사를 의사가 직접 꼼꼼하게 검사하고, 만족할 때까지 자세하게 설명하겠습니다. 알고 보면 의사가 직접 초음파를 시행하지 않는 곳이 있습니다. 초음파 검사 시간이 너무나 짧은 곳도 많습니다. 초음파 인증의인 장편한외과 이성근 원장이 직접 꼼꼼하게 검사하겠습니다. 초음파 검사를 하는 도중에 직접 초음파 검사 장면을 고객분들에게 보여드리면서 자세히 설명해 드리겠습니다.

- 장편한외과의 건강검진은 특화된 개인 맞춤형으로 진행하겠습니다.

수박 겉핥기식 검진은 하지 않겠습니다. 장편한외과는 오랜 경험과 높은 수준의 실력으로 특화된 개인 맞춤형 검진을 하겠습니다. 오랜 기간 동안 건강검진 전문기관에서 실력을 쌓은 장편한외과 이성근 원장이 가성비 높고 개인별로 필요한 맞춤형 검진을 제공하겠습니다.

- 장편한외과의 외과진료는 인간적이고 정성으로 하겠습니다.

일률적인 외과진료는 하지 않겠습니다. 장편한외과는 언제든 정성으로 임하며, 인간적인 진료를 하겠습니다. 아시다시피 외과수술은 누가 수술하느냐가 결과에 큰 영향을 미칩니다. 정확한 판단과 깔끔한 수술을 위해서는 많은 경험과 노하우가 필요합니다.

의사가 된 지 20년, 외과의사가 된 지 15년이 된 장편한외과 이성근 원장이 '매의 눈과 호랑이의 심장과 섬세한 터치'로 최고의 결과를 얻을 수 있는 외과진료를 하겠습니다.

● **평생 건강의 동반자로 함께하겠습니다.**

장편한외과는 편안한 의료로 평생 고객을 섬기겠습니다. 또한 지역 사회 건강의 질 향상에 이바지하며 지역 주민들과 함께 하겠습니다. 평생 수원에서 살면서 수원을 위해, 경기도민을 위해 봉사하겠습니다. 수원에서 파랑새를 찾은, 수원이 좋아 수원에 보금자리를 잡은 장편한외과 이성근 원장이 여러분과 함께하겠습니다.

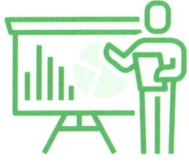

병의원 경영_❹

컴플레인을 현명하게 대처해야 합니다.

1) 컴플레인 대처와 예방은 중요합니다.

하루에 1명씩 클레임하면 1년마다 부정적인 평가를 들은 사람이 약 3만 명이라는 연구보고가 있습니다(3만 명의 법칙.) 그리고 나쁜 소문은 225명(15×15)에게 전파된다고 알려져 있습니다(좋은 소문은 4명[2×2]에게 전파됩니다.)

한 명의 고객을 얻기 위해 10 thousand(1만 번)의 광고가 필요하며, 한 명의 고객을 잃는 데 불과 10초도 걸리지 않고, 그 문제 해결에 10년이 걸린다는 연구도 있습니다(10, 10, 10의 법칙.) 이렇게 큰 파급력이 있는 컴플레인은 발생 시 잘 대처해야 합니다.

컴플레인이 발생하면 먼저 충분한 커뮤니케이션이 필요합니다. 경청하고 공감하고 존중하면 컴플레인은 해결될 가능성이 많습니다.

둘째, 일단 들어야 합니다. 고객 불평을 들어만 주어도 효과가 있습니다. 화난 고객을 다독이는 가장 좋은 방법은 '일단 들어주기'입니다. 떠나는 고객들을 접촉해서 진지하게 이야기를 들어주기만 해도 이탈 고객의 35%는 다시 붙잡을 수 있다고 합니다.

셋째, 질문해야 합니다. '이렇게 하면 괜찮겠습니까?' 라고 상대의 생각을 묻는 자세가 자존심을 살려주는 최대의 대응입니다. 부탁의 말과 쿠션용어와 의뢰형 질문을 해야 합니다. '더 궁금하신 부분은 있으신가요?', '혹시 말씀하고 싶은 부분이 있으신가요?' 라고 질문하는 것입니다. 특히나 까다로운 고객에게는 질문을 던져야 합니다. 설명을 줄이고 질문을 많이 해서 고객의 마음속에 담긴 진의를 파악하고 핵심욕구를 찾아야 합니다.

넷째, 진지하게 응대해야 합니다. 첫응대에 신중을 기하고 진심을 다하고, 바로 해결하겠다는 성의 있는 태도를 보여줘야 합니다. 불만사항을 말하러 온 고객에게 진지하게 대응했을 경우 고객의 65%가 다시 이용하러 온다는 보고가 있습니다. 고객을 쫓아버리는 가장 일반적이고 흔한 경우는 고객의 항의 자체를 무시하거나 항의 내용을 소홀히 다루는 것입니다. 불만을 가진 고객에게 부정적인 반응을 보이지 않는 것이 무척이나 중요합니다.

다섯째, 진심을 담아 정중히 사과해야 합니다. 일단 사과부터 합니다. 잘못했을 때 '죄송합니다.'는 즉각적으로 해야 합니다. 사과 한 마디조차 없는 무성의함을 보이면 고객들은 더 이상 신뢰하지 않습니다.

컴플레인의 대처도 중요하며, 컴플레인의 예방도 중요합니다.
컴플레인을 예방하기 위해서는 먼저 불만 관리대장과 고객 불편 리스트를 만들어서 관리하면 도움이 됩니다. 고객의 불만사항은 병원의 자산이고, 그 말 속에 더 성장할 수 있는 열쇠가 있다는 것을 명심해야 합니다. 고객들이 자주 거는 클레임이 있다면 그 원인을 아예 없앨 방법을 찾아야 합니다. 고객이 불만을 말할 수 있도록 채널을 다양화하는 것이 필요한데, 고객 응답 카드, 고객이 마음 놓고 불만을 털어 놓을 수 있는 창구 등을 마련하여 구체적인 불만 요소를 파악합니다. 주요 불만은 설명 불충분, 차별대우, 대기시간, 안내와 응대 느림, 의사와 직원의 불친절 등입니다. 직원들에게 익명으로 불만을 받는 것도 좋습니다.

둘째, 서비스 실패사례를 공유하고, 재발방지 교육을 하며, 시스템을 개선해야 합니다. 사람들이 불편해 하는 것들 속에 비즈니스의 기회가 숨어 있습니다. 고객이 쉽게 불만을 말할 수 있도록 해야 하고, 그 불만의 해소를 위해 적절한 반응을 보여줘야 합니다.

그렇다면 컴플레인이 발생했을 때 어떻게 해야 할까요?
컴플레인 처리는 '원인파악 → 공감형성 → 잘못인정 → 해결책제시 → 향후 계획 → 만족여부 확인' 순으로 진행하면 됩니다.

구체적인 방법으로는 첫째, 사람을 바꿉니다. 컴플레인은 가급적 중간관리자가 전담하는 것이 좋습니다.
둘째, 장소를 바꿉니다. 컴플레인 하시는 고객과는 별도의 조용한 공간에서 대화하는 것이 좋습니다.
셋째, 시간을 바꿉니다. 잠시 냉각기간을 갖는 것이 도움이 되기 때문입니다.
넷째, 상대가 100% 주도해야 합니다.
다섯째, 정보는 공유되어야 합니다. 불만고객과 그 내용을 공유하는 것입니다.
여섯째, 합의 시 합의문을 작성하고, 과분한 책임요구 시에는 정정당당히 맞대응해야 합니다.

2) 의료사고 방지는 가장 조심해야 할 일입니다.
개원후 병원이 안정화된 후 가장 신경써야 할 일은 의료사고가 일어나지 않도록 하는 것입니다. 한 번의 의료사고로 공든 탑이 무너지게 됩니다. 안일하게 대처하거나, 일상에 나태해지면 의료사고는 발생가능성이 조금씩 커집니다. 안전은 공짜로 얻을 수 없습니다(Safety is not free.) 안전에 관한 한 현재의 상태에 만족하지 말아야 합니다.

먼저, 동의서는 필수이며, 부작용 등을 설명하고 반드시 기록해야 합니다. 진료기록을 철저히 작성하는 습관은 기본입니다.
둘째, 작은 문제들을 해결해야 합니다. 의료사고는 복잡한 시스템 안에서 수많은 작은 문제들이 반복해서 일어난 결과입니다(1:29:300 법칙.)

셋째, 실수를 적극적으로 공개해야 합니다. 실수를 비난하지 않는 환경을 조성하고, 열린 토론을 통해 재발방지 시스템을 구축해야 합니다.

넷째, 프로세스 확립이 필요합니다. 착각이나 실책이 일어나지 않는 방안이 마련되어야 하며, 위험이 많은 부서, 시간대 등에 직원의 능력을 파악하여 인원을 배치합니다. 실수가 발생할 틈을 남기지 않게 이중 확인 체계를 만듭니다.

다섯 번째, 예상되는 안전문제에 대해 가능한 선제적으로 대응합니다. 응급상황이나 돌발 상황을 준비해서 예행연습과 훈련을 합니다. 일어날 수 있는 모든 상황에 대해서 평상시에 훈련을 하는 것이 의외로 도움이 됩니다.

여섯 번째, 책임과 권한을 명확히 하고, 과오보고 시스템을 마련합니다. 보고는 쉽게 만들고, 보고에 의해 처벌 대상으로 하지 않을 것을 공표해야 합니다.

마지막으로 의학지식을 끊임없이 업데이트합니다. 적절한 진단과 치료가 되지 않은 경우 의료과실로 인정되기 때문입니다. 그리고 감당할 수 없는 의료행위는 가급적 하지 않는 것이 좋습니다.

그렇다면 의료과실이 발생했을 때는 어떻게 대처하는 것이 좋을까요?

첫째, 충분한 대화를 해야 합니다. 대화는 녹음될 가능성이 높다는 것을 원장도 알아야 하며, 필요하면 원장도 녹음해야 합니다. 적절한 의사소통이 이루어졌다는 증거를 남기는 것도 필요합니다.

둘째, 진실하고 정직하게 임해야 합니다. 일단 도의적이라는 표현을 사용하여 유감을 표시합니다. 단 조사 완결 때까지 과실을 시인하거나 책임을 돌리면 안 됩니다. 미리 의료과실을 시인할 필요는 없습니다.
셋째, 해결책을 제시합니다.
넷째, 의료소송을 준비합니다. 고객측의 유도질문에 넘어가지 않도록 주의하고, 기자의 질문에 직원들은 별다른 대답을 하지 않고 원장에게 안내토록 해야 합니다. 인터뷰할 때는 단답형으로, 명확하게, 내 메시지를 전달하는 것이 좋습니다. 특히 오프더레코드는 조심해야 합니다. 그리고 왜곡보도 시 언론중재를 신청합니다.

#장편한외과 원장의 고민

저는 외과의사입니다. 저는 외과의사로서 수술을 합니다. 문제는 세상의 모든 수술은 합병증의 발생 위험성이 있다는 것입니다. 어찌 보면 외과의사의 숙명일 수도 있습니다. 하지만 사회는 어쩔 수 없는 합병증이라도 의사의 책임이라고 말합니다. 제대로 설명하지 않았다고, 최선을 다하지 않아서 발생했다고 의사를 탓합니다. 그리고 의사에게 잘못이 없다는 것을 증명하라고 이야기합니다. 저는 '고객의 컴플레인과 의료사고'라는 문제에 대해 글을 적으면서 또 다시 고민을 하게 됩니다.

외과전공의 시절에 대학병원에서 근무할 때, 암수술 후 합병증이 발생하여 돌아가시는 분의 사망선고를 한 적이 몇 번 있었습니다. 췌장암 수술 후 문합부 누출로 인해 패혈증으로 돌아가신 분은 함박눈이 내리던 날 돌아가셨습니다. 보호자는 병실에서 오열하셨고, 저 역시나 무척이나 슬펐습니다. 수많은 고비를 넘기면서 2주 이상 잘 견뎌오시던 분이셨기 때문입니다. 위암 수술 후 문합부 누출로 인해 돌아가신 다른 분의 사망선고 때는 충격을 받았습니다. 그렇게 수술을 잘하기로 소문난 교수님의 환자였기 때문입니다. 위암 수술의 대가이셨던 그 교수님도 합병증으로 인해 환자가 사망할 수도 있다는 사실은 외과전공의를 이제 갓 시작한 저에게 큰 충격이었습니다.

제가 의사가 된 지도 20년이 넘었습니다. 그동안 수많은 수술을 하고, 수없이 대장용종 절제술을 시행하면서 항상 수술 후 합병증과 시술 후 합병증의 문제를 안고 살아가고 있습니다. 최선을 다해서 그런 문제가 발생하지 않기 위해 노력하고 있으나, 의사의 숙명인 이상 저에게도 그런 일이 생길 수 있기 때문에 걱정되는 것은 사실입니다.

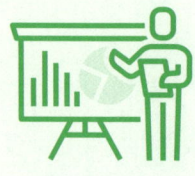

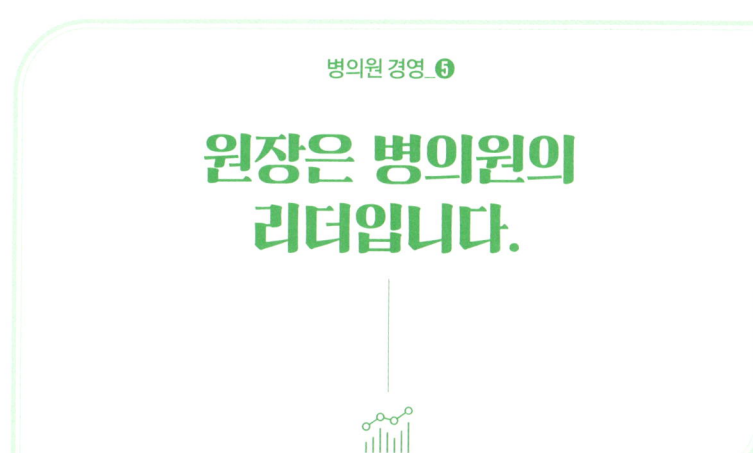

병의원 경영_5

원장은 병의원의 리더입니다.

1) 원장은 책임을 지는 사람입니다.

리더는 선택에 따른 결과에 책임을 지는 사람입니다. 선택하고, 결정하고, 책임지는 것입니다. 따라서 원장은 책임을 위임해서는 안 됩니다. 과오를 다른 사람에게 떠넘기는 순간 그들은 병원장이 잘못된 결정을 하여도 방관할 것입니다. 리더는 다른 것은 위임할 수 있어도 책임을 위임해서는 안 됩니다.

원장은 다른 사람이 아닌 자신을 탓해야 합니다. 공은 외부로, 문제는 자신으로부터 찾아야 합니다. 병원에서 일어난 좋은 일은 구성원 덕분이고, 나쁜 일은 병원장 탓으로 돌리는 자세가 필요한 것입니다.

2) 원장은 헌신하는 사람입니다.

원장은 남들보다 더 하는 사람입니다. 일찍 출근하고, 더 많이 공부해야 합니다. 직원은 원장의 등을 보고 자랍니다. 다른 사람에게 영향을 미치는 유일한 방법은 먼저 모범을 보이는 것으로, 원장은 롤모델이 되어야 합니다.

3) 원장은 자신감 있는 사람입니다.

원장은 비난에 마음을 뺏기지 말고, 항상 자신을 믿어야 합니다. 많은 사람의 비판에 귀는 기울이되 마음까지 흔들려서는 안 됩니다. 리더에게 반드시 필요한 요소는 자신감입니다.
그리고 원장은 용기를 가져야 합니다. 두려움을 다스리는 용기와 자신의 생각을 직접 말할 용기를 가져야 합니다. 자신의 감정을 활짝 펴고 이야기하는 솔직해질 용기도 필요합니다.

4) 원장은 항상 감사하는 사람입니다.

당연한 일이라도 감사하고, 사소한 것에도 감사해야 합니다. 매일 출근하는 직원들에게 감사해야 합니다. 그리고 감사한 사람들에게 작은 선물을 하는 것이 좋습니다.

5) 원장은 여유가 있어야 하는 사람입니다.

큰 생각은 여유와 관조에서 나오므로 원장은 느긋해야 합니다. 한발 뒤로 물러서서 지켜보는 여유와 느긋하게 계획을 세워나가는 자세가 필요합니다. 좋은 생각을 하는 데 있어 가장 큰 적은 분주함이기 때문입니다. 때로는 돌아가는 것이 길이며, 다음 기회를 기다리는 것도 인생입니다. '사흘 길에 하루 가서 열흘씩 눕는다.' 는 격언은 시사하는 바가 많습니다.
원장은 바쁘게 뛰어다녀서도 안 됩니다. 그런 모습은 고객에게 불안감을 줍니다.

6) 원장은 말조심해야 하는 사람입니다.

원장은 혀를 조심해야 합니다. 어떤 말을 할지, 언제 말해야 하는지, 언제 아무 말도 하지 말아야 하는지도 알아야 합니다. 공공장소(엘리베이터, 현관, 대기실)에서 고객이나 병원사업에 대한 정보를 담은 이야기를 나누어서는 안 됩니다. 말수는 최대한 줄여야 하며, 목소리는 가급적 낮추고, 부드러운 어투로 말해야 합니다.

또한 원장은 남을 비난하거나 비하해서는 안 되며, 상대를 조롱하거나 흉을 봐서도 안 됩니다. 앞에서 할 수 없는 말은 뒤에서도 하지 말아야 하며, 내가 하는 말이 그대로 전해진다고 가정하는 것이 좋습니다.

특히 상대방의 약점을 들추지 말아야 합니다. 약점, 숨기고 싶은 비밀, 아픈 상처는 농담으로라도 절대 들춰서는 안 됩니다. 나이관련 말, 능력, 외모관련 말은 하면 안 되고, 비교성 표현도 하면 안 됩니다. 고객의 예민한 부분을 아무렇지도 않게 이야기해서도 안 됩니다.

말실수를 하지 않기 위해서 원장은 먼저 화났을 때 말하지 말아야 합니다. 화난 김에 내뱉은 말은 두고두고 후회할 소리이기 마련입니다. 화를 낼 때는 10초만 더 고민한 후에 해도 늦지 않습니다.

두 번째로, '하지만'은 말하지 말아야 합니다. 'But' 퇴출시키고, 'Yes'밖에 없다고 생각합니다. '이렇게 했어야지.' 라는 말은 아예 사용하지 말아야 합니다. '안 된다, 못한다, 힘들다, 규정이 없다, 절대로, 결코, 항상, 언제나'는 피해야 할 말입니다.

세 번째로, '너는~'도 말하지 말아야 합니다. '너는~'으로 시작되는 말은 공격적이 되기 쉽기 때문입니다.

네 번째로, 답변하기 전에 철저히 생각해야 합니다. 생각 없이 말하면 결국 스스로 자기 목을 조르는 결과를 낳습니다. 잠시 정지하고 생각하고 선택해야 합니다.

다섯 번째로, 고객과 논쟁하지 말아야 합니다. 고객이 틀렸다고 말하면 안 됩니다.

여섯 번째로, 금기시해야 할 말은 해서는 안 됩니다. '전에도 말했지만', '절 믿으세요.', '그런 말씀이라면 미리 하셨어야죠.', '조금 이따 봐드리죠.', '제대로 됐는데 그러세요.', '우리 병원 방침이 이렇습니다.', '저로 인한 문제는 아니군요.', '설마, 그럴 리가요.', '이리저리하셔야 합니다.' 등이 금기시해야 할 말들입니다.

7) 원장은 건강해야 하는 사람입니다.

원장은 최상의 건강상태를 유지해야 합니다. 자신만의 스트레스 관리 방법을 아는 것이 중요합니다. 자기 성찰을 위해 혼자 있는 시간을 갖는 것도 좋습니다.

8) 원장은 끊임없이 배우는 사람입니다.

원장은 항상 새로운 지식을 업데이트해야 합니다. 근무시간의 15%를 자신의 고유 업무와 전혀 관련이 없는 자기계발 또는 연구 활동에 사용하는 것이 좋습니다.

그리고 그 지식을 나누어 가져야 합니다. 지식은 나눌수록 감가상각되는 것이 아니라 가치가 부가되는 속성이 있습니다. 특히나 고객 접점에 있는 직원에게 지식을 나눠야 합니다. 효과적인 고객 서비스를 위해 재량권만이 아니라 지식도 필요하기 때문입니다.

그리고 그 지식은 기록되어야 합니다. 기록은 지식 창출과 정교화의 첫걸음이며, 지식은 수치라는 객관성이 뒷받침될 때 비로소 인정될 수 있기 때문입니다.

마지막으로 원장은 독서해야 합니다. 말하는 것보다 듣고 책 읽는 것에 10배 정도 가치를 부여하는 것이 필요합니다.

#장편한외과의 원장은 여러분과 함께하고자 합니다.

원장이라는 직책은 힘든 자리입니다. 무소의 뿔처럼 혼자서 가야 하는 자리이지만, 사람들과 함께 가야 하는 자리이기도 합니다. 저는 저와 함께하는 장편한외과 직원가족이 있어 행복합니다.

그리고 이 책을 통해 여러분을 만나게 되어 너무 기쁩니다. 앞으로도 기회가 되면 여러 방법을 통해 여러분과 함께하고 싶습니다. 여러분의 병의원이 잘 되기를 기도하겠습니다. 고맙습니다.

병의원 경영은 개고생?

성공하는 병의원 경영과 마케팅 노하우

성공하는 병의원 마케팅을 위한 Q&A
실전 병의원 마케팅을 위한 Q&A

성공하는병의원
마케팅 노하우 02

성공하는 병의원 마케팅을 위한 Q&A

1. 마케팅에서 가장 중요한 것은?
2. 마케팅에서 고객 입장에서 출발하기 위한 요령은?
3. 마케팅에시 진료기술이 중요한 이유는?
4. 좋은 입소문을 내기 위해 해야 할 일은?
5. 마케팅에서 직원이 중요한 이유는?
6. 차별화를 위해 해야 할 일은?
7. 브랜드가 마케팅에서 중요한 이유는?
8. 좋은 브랜드를 만들기 위한 요령은?
9. 마케팅에서 선택(target)이 중요한 이유는?
10. 마케팅에서 집중(focus)해야 하는 이유는?
11. 마케팅에서 포지셔닝(positioning)할 때 주의할 점은?
12. 마케팅에서 프로세스(process)가 중요한 이유는?
13. 마케팅에서 '보이지 않는 것을 보이게 하는' 방법은?
14. 마케팅에서 물리적 증거(physical evidence)가 중요한 이유는?
15. 스토리텔링(storytelling)을 잘하는 요령은?
16. 가장 적절한 마케팅 시기는?
17. 맞춤형 마케팅의 전략은?
18. 창의적인 마케팅의 요령은?
19. 마케팅 아이템 선정 요령은?
20. 가격 마케팅은 괜찮은가?
21. 마케팅 평가가 중요한 이유는?

성공하는 병의원 마케팅 노하우

성공하는 마케팅을 위한 Q&A

Q1. 마케팅에서 가장 중요한 것은?

병의원의 마케팅에서 결국 가장 중요한 것은 '고객감동'입니다. 그 어떠한 요소보다 고객을 만족시킬 때 성공적인 마케팅이 될 것입니다. 고객감동은 병의원의 제1의 목표가 되어야 합니다. 중요한 것은 과연 '고객감동이란 무엇인가?'에 대한 대답을 찾는 것입니다.

제가 생각하는 고객감동은 '고객이 기대하는 바를 제공하는 것'입니다. 의사가 필요하다고 생각하는 것을 제공하는 것이 아니라 고객이 원하는 것을 주는 것입니다. 그러기 위해서는 고객의 마음을 잘 헤아리고 배려하는 마음이 필요합니다. 고객이 가치라고 생각하는 것을 찾아 이를 제공하면 차별화는 물론이고 고객의 충성도를 얻어 가격경쟁에서 벗어날 수 있고, 적은 노력으로 더 많은 이익을 창출할 수 있습니다. 고객만족의 구성 요소로는 접근성, 고객과 의사의 관계, 쾌적성, 진료의 효과에 대한 고객의 선호도, 의료비에 대한 고객의 선호도 등입니다.

Q2. 마케팅에서 고객 입장에서 출발하기 위한 요령은?

첫째, 고객과 커뮤니케이션해야 합니다. 고객의 마음을 읽는 첫 단계는 고객과 친해지기입니다. 고객이 가는 곳에 가고, 고객이 원하는 것을 하며, 가능한 한 고객들과 많이 대화해야 합니다. 대화를 할 때만이 진정으로 그 고객이 원하는 것을 알 수가 있습니다. 고객의 요구에 귀를 기울여야만 시대변화에 따른, 지역 특성에 따른, 고객유형에 따른 요구변화를 캐치할 수 있기 때문입니다. 홍보의 핵심은 '상대방과 공감하는' 커뮤니케이션이며, 마케팅에서는 '고객가치(customer benefits), 비용(cost), 편의성(convenience), 의사소통(communication)'의 4가지가 핵심이라는 것을 기억해야 합니다.

둘째, 고객들의 니즈(욕구)를 조사해서 고객이 원하는 것과 필요로 하는 것을 찾아야 합니다. 원장이 아닌 고객이 원하는 것에 대해서 이야기해야 합니다. 고객이 무엇을 필요로 하는지 파악하는 것이 무척이나 중요합니다. 고객의 바람은 다양하기 때문입니다. 고객은 먼저 말을 걸어주기를 바라기도 하고, 자신을 기억해주기를 원하기도 하며, 많은 시간을 배려받기를 원하고, 자신의 마음을 알아주기를 원하기도 하며, 적당한 보상을 바라기도 하고, 차별화된 상품과 서비스를 원하기도 합니다. 다양한 고객의 요구 중 바로 앞에 앉은 그 고객의 요구가 무엇인지를 파악하는 것이 가장 중요합니다.

셋째, 고객의 입장에서 생각하고 공감해야 합니다. 마케팅에 성공하려면 잠재고객의 관점에서 세상을 볼 줄 알아야 합니다. 그리고 고객을 개별화시켜 이해하고 돌봐주는 능력이 필요합니다. 가장 효과적인 메시지는 '상품이 멋지다.' 가 아니라 '나는 당신이 무엇을 필요로 하는지 이해합니다.' 입니다. 고객들이 진정으로 원하는 것은 고객을 한 인간으로 인식하고 존중하는 것이라는 것을 기억해야 합니다.

Q3. 마케팅에서 진료기술이 중요한 이유는?

'이것저것 다 해봤지만 찾아온 고객에게 최선의 진료와 서비스를 제공하여 소개 고객을 늘리는 것이 가장 확실한 방법이다.' 라는 말이 있습니다. 입소문이 중요하다는 의미이기도 하지만 그 바탕에는 실력으로 승부해야 한다는 의미가 담겨 있습니다. 고객의 궁극적인 목적은 성공적인 치료 결과(효과)라는 점을 잊어서는 안 될 것입니다.

고객들에게 만족스러운 진료기술을 제공하기 위해서는 먼저 의사의 치료 능력과 의료장비가 필요합니다. 진료를 받으러 온 사람이 사려는 것은 일반인이 제공할 수 없는 전문성, 전문기술입니다. 따라서 병원의 성업은 내부 프로세스 확립과 직원과 의사의 역량에 따라 좌우된다고 할 수 있습니다. 조사에 의하면 단골병원 선택기준은 성의 있는 설명(37%), 의사로서의 경험풍부(26%), 짧은 대기시간(15%), 좋은 의료스태프의 대응(12%), 최신 의료설비(10%) 순입니다. 다시 말해 '실력 있는 의사, 친절하게 설명하는 의사, 전문성과 인간적인 의사'가 핵심이며, 빠르게 대처하고, 불쾌하지 않은 진료를 제공하며, 신뢰를 주는 원장이 되어야 합니다. 블루오션을 개척하기 위한 중요한 전제조건은 바로 노하우가 있느냐, 없느냐입니다. 특별한 진료노하우 없이 특화나 전문화를 표방했을 때는 오히려 고객들의 빈축을 살 수 있습니다.

둘째, 원장은 고객이 원하는 핵심적인 편익이나 욕구가 무엇인지 항상 파악하고 이를 충족시키기 위하여 노력해야 합니다. 고객의 고통을 잘 듣고, 고객의 고통에 잘 공감하고, 고객의 문제를 잘 파악하는 것이 의료 세일즈의 대부분을 차지하기 때문입니다. 병의원은 형태에 따라 고객들의 욕구가 다소 달라집니다. 개원 의원을 찾는 이유는 보다 가까운 곳에, 진료를 잘하는 의사가, 친절하게 진료하고, 장비와 시설이 잘 갖추어져 있어 웬만한 치료가 충분히 가능하면서도, 비용이 보다 저렴하고, 퇴근 후 나 휴일에도 진료를 받을 수 있다는 장점 때문입니다. 대학병원을 찾는 것 은 주로 안전성에 대한 니즈 때문이기에, 개원 의원에서도 브랜드의 안전 성에 대한 신뢰와 더불어 고품격 서비스에 대한 가치를 어필한다면 고객 들은 굳이 큰 병원을 찾아가지 않을 것입니다.

Q4. 좋은 입소문을 내기 위해 해야 할 일은?

좋은 입소문은 병의원을 흥하게 할 것이며, 나쁜 입소문은 병의원의 몰락 을 가져올 수 있습니다. 기대형성의 강력한 원천은 구전 커뮤니케이션이 라 말할 수 있습니다. 신뢰와 공감의 힘은 실로 강력합니다. 구전효과와 추천은 매우 신뢰할만한 정보로 여겨져 아주 중요한 변수로 인식되기 때 문입니다.

좋은 입소문을 위해 먼저 충성고객을 확보해야 합니다. 광고나 홍보마케 팅으로 고객의 시선을 사로잡는 것도 중요하지만, 고객과 지속적인 관계 를 만들어 충성고객들을 확보하는 것도 중요합니다. 상당수의 산업에서 수익을 결정하는 요소는 시장점유율보다 고객충성도인데 의료산업 역 시 마찬가지입니다.

둘째, 소개 능력이 있는 사람을 선별해서 관리해야 합니다. 이를 '빅마우스 법칙, 버즈마케팅'이라고 합니다. 병원에서 VIP 고객은 소개를 많이 해주는 고객입니다. 입담이 좋고, 성격이 개방적이며, 활동폭이 넓고, 사람을 많이 만나는 직종의 사람을 선별하고, 그분들께 필요로 하는 정보를 정확히 제공하는 것이 소개자 관리의 성공관건입니다. 주부들, 마니아(젊은 층의 혁신 수용자들), 이익단체의 사람들도 중요합니다. '10%의 이노베이터(혁신수용자)가 60%의 잠재 수용자를 이끈다.' 는 말처럼 선구자들을 잘 섭외하는 것도 필요합니다.

셋째, 소개해 줬다는 것을 의사가 잊지 않고 감사하다는 마음을 표시하는 피드백을 해야 합니다. 소개를 많이 해주는 고객들에게는 선물보다는 감사의 예의를 갖추는 것이 더 중요합니다.

넷째, 의료상품의 품질과 신뢰성을 향상시켜야 합니다. 입소문은 실력과 신뢰로 증폭되기 때문입니다.

다섯째, 진료 종료 시 설문지를 받는 것도 좋은 방법입니다. 진료 종료 설문지를 받는 궁극적인 목적은 우리 병원을 소개해줄 고객을 찾는 것입니다.

Q5. 마케팅에서 직원이 중요한 이유는?

직원의 기여도는 큽니다. 마케팅 광고보다 직원의 기여도가 4배 이상이라는 의견도 있습니다(광고와 직원의 기여도 비율은 2:8.) 그리고 서비스 브랜드의 핵심이자 장기적인 성공의 열쇠는 서비스를 제공하는 사람들의 성실함입니다. 병원의 평판은 고객을 가장 직접적으로 대하는 간호사에 의해 결정된다고 해도 과언이 아닙니다. '홍보와 마케팅은 원무과에서 시작된다.' 는 말처럼 직원은 무척이나 중요하기에 내부직원부터 주지시키는 것이 필요합니다. 의료진이 사용하는 언어(말투)나 태도(몸짓), 몸으로 보여지는 모든 커뮤니케이션 활동이 더 중요하기에 철저한 교육이 필요합니다.

직원이 마케팅에서 중요한 이유는 먼저 고객과의 첫만남에서 병원의 운명이 결정되기 때문입니다. 의료서비스 제공자의 친절성은 고객감동에 큰 영향을 미칩니다.
둘째, 고객 눈에는 모든 직원이 서비스맨이기 때문입니다. 따라서 모든 직원은 개개인의 행동이 바로 회사의 성공을 좌우하는 마케팅 행위라는 사실을 명심해야 합니다.

Q6. 차별화를 위해 해야 할 일은?

마케팅의 목표는 인식의 차별화입니다. 차별화가 된다면 마케팅은 걱정하지 않으셔도 됩니다. 차별화는 '우리 병의원이 가장 잘할 수 있고, 경쟁 병의원이 잘할 수 없는 것 하나를 찾아 이것에 온 힘을 집중하는 것'입니다. 이러한 차별화를 통해 더 나은 이익을 주는 병의원으로서의 인식을 형성하는 것입니다. 모든 서비스는 다르기에 이러한 차이점을 인지하고 전달하며, 또 새로운 차이점을 개발해나가는 것이 성공적인 서비스 마케팅의 기본이자 가장 중요한 부분입니다.

차별화를 위해서는 먼저 경쟁자를 철저히 파악해야 합니다. 특히나 작은 의원은 대형 병원과의 경쟁에서 자신의 병원을 보완할 수 있는 보다 특징적인 기능을 경쟁자 분석을 통해 찾아야 합니다.

두 번째, 차별화를 위해서는 소비자도 철저히 파악해야 합니다. 고객이 가치라고 생각하는 것을 찾아내어 이를 제공하면 차별화가 가능하기 때문입니다. 사소한 차별화도 소비자 입장에서는 구매의 명분이 됩니다.

세 번째, 원장과 병의원이 구체적으로 어떤 점에서 차별화되어 있는지 파악해야 합니다. 잘하는 특수 분야를 마케팅하는 것이 중요한 것입니다. 만약에 본인만의 차별화가 무엇인지 잘 모르겠다면 '당신은 무엇을 잘합니까?' 라는 질문을 스스로에게 끊임없이 해야 합니다. 다른 제품들과 차별화되는 특징적인 속성 하나만 제대로 갖춘다면 여러 가지 속성을 두루 갖춘 평범한 제품들보다 훨씬 나을 수 있습니다. 또는 제품, 가격, 유통, 판촉, 프로세스, 사람, 물리적 증거 중 적어도 4개 이상 요소에서 차별화되는 경쟁력을 갖춰야 성공 가능성이 있습니다. 다른 연구에서는 가격, 제품, 접근성, 서비스, 체험 5가지 요소 중 한 가지에서는 최고수준을 만들고, 다른 한 가지는 차별우위수준, 나머지 세 가지는 평균수준을 갖추는 것도 좋다고 보고합니다. 차별적 우위를 만들 수 있는 것으로는 원장의 경력, 시술건수나 난이도, 새로운 장비들, AS 시스템, 시간절약, 편리한 접근성, 경제성 등이 있습니다. 그리고 네이밍과 브랜드명에서부터 차별화는 시작됩니다.

네 번째, 남이 공략하지 않는 틈새시장을 노리는 것도 좋습니다. 다른 사람이 진출하지 않은 곳으로 진출하는 것입니다. 역발상 마케팅으로 차별화하는 것도 좋습니다.

다섯 번째, 차별화되는 단서들을 만들어내야 합니다. 차별적인 그 무엇을 갖지 못하면 선택받을 수 없습니다. 기억에 남는 한 방이 필요한 것입니다. 그리고 개원 시 가장 먼저 알려야 할 내용은 '개원을 했다.' 는 사실과 '지금까지의 의원과는 뭔가 차별화되어 있다.' 라는 메시지입니다.

Q7. 브랜드가 마케팅에서 중요한 이유는?

브랜드는 첫인상입니다. 그리고 브랜드는 품질보증서보다 더 중요합니다. 브랜드는 강력한 선택기준이 되고, 브랜드에 의존하고, 브랜드를 소비하는 성향이 강하기 때문입니다(브랜드 고정관념의 법칙.)

브랜드 마케팅이란 무엇을 파는 것이 아니라 고객의 마음을 사기 위한 노력이고, 그 결과로 고객의 마음에 인상을 심어주는 일입니다. 병의원도 좋은 이미지의 브랜드를 가진 쪽이 이깁니다. 따라서 고유브랜드로 승부를 걸어야 합니다. 병원 마케팅의 핵심은 세심한 관찰, 창의적인 아이디어, 적극적 실천과 안정적인 시스템을 통해 브랜드에 대한 차별적 만족과 스트레스 제로를 시행하여 지금보다 더 나은 브랜드 이미지를 구축하는 일련의 활동들이라 할 수 있습니다.

따라서 마케팅 전제를 '병원'이 아닌 차별적 가치를 느끼는 '브랜드'로 바꾸어야 합니다. '특정질환하면 우리 병원이, 우리 병원하면 일관되고 특별한 가치가 떠오르게 하면' 강력한 브랜드가 되는 것입니다. 따라서 지역에서 무슨 진료하면 우리 병의원이 떠오를 수 있도록 마케팅해야 합니다. 'OOO 병원은 이러한 병원'이라는 공통된 인식내용이 형성되어야 합니다. 소비자의 정보력, 선입견, 경쟁군에 대한 인지, 숨은 니즈, 우리 병의원에 대한 긍정적·부정적 인식 등 소비자의 인식을 면밀히 파악하여 우리만의 차별적 경쟁요소를 설득시킬 방법을 발견하고 강력한 메시지로 만들어야 합니다. 브랜드에 대한 차별적 만족과 스트레스 제로를 시행하여 지금보다 더 나은 브랜드 이미지를 구축하는 것입니다.

브랜드 아이덴티티의 형성에는 차별적 요소, 핵심가치 요소(고객 만족이 가장 중요한 요소)가 중요합니다. 소비자가 우려하는 점을 자극하여 우리 브랜드는 그 점을 이렇게 해소한다는 것에 초점을 맞추어 브랜드 차별적 가치를 느끼게 하는 것도 좋은 방법입니다.

Q8. 좋은 브랜드를 만들기 위한 요령은?

좋은 브랜드를 만들기 위해서는 먼저 정확하고 확연한 브랜드 정체성을 만들어야 합니다. 그리고 고유 브랜드로 승부를 걸어야 합니다.

둘째, 통일된 이미지와 정체성을 가지고 하나의 메시지로 표현되어야 합니다. 병의원의 브랜드가 병의원이 원하는 대로 소비자의 뇌에 자리잡도록 브랜드 경험을 '일관적'으로 '우수하게' 유지하는 것입니다. 고객의 브랜드에 대한 인식은 다양한 접점에서 전략적이고 일관되게 아이덴티티를 구현할 때 단단하게 형성되는 것입니다. 광고 메시지는 바꾸어도 바탕

컬러와 레이아웃은 늘 유지함으로써 그 광고 자체에서 그 브랜드가 연상되게 하는 것도 좋습니다.

셋째, 브랜드 관점에서 포지셔닝 전략과 소비자 인지를 전제로 한 창의적인 네이밍은 성공적인 병원마케팅의 필요조건입니다. 네이밍을 할 때는 짧고 간결함이 중요하며, 쉬운 발음으로 기억력을 증대시키고, 고객의 입장에서 이해하기 쉽도록 만들어야 합니다. 친숙한 단어로 구성된 브랜드 네임은 모든 고객들이 쉽게 연상할 수 있고 기억하기도 쉽습니다. 또한 브랜드 이름을 정할 때는 브랜드 아이덴티티를 함축하고 있어야 하고, 적어도 소비자가 우리 병원 이름에 주목할 것인가, 무엇을 연상하게 될까, 어떻게 받아들일까, 경쟁군과 비교해서 더 호감을 느낄까, 기억이 잘될까 등의 사항을 고려하여야 합니다.

넷째, 독창적이고 매력적인 브랜드 개성을 만들어야 합니다. 브랜드가 감각을 능가하기 때문입니다. 자사 브랜드를 소비자의 마음속에서 '인식의 최고점'에 올려놓는 것이 중요합니다. 병의원의 H.I 그래픽 요소는 브랜드에 프리미엄 가치를 주는 중요 요소이므로 전문가의 도움을 받아야 합니다.

Q9. 마케팅에서 선택(target)이 중요한 이유는?

마케팅에서는 뭉치면 죽고 쪼개면 삽니다. 먼저 시장을 세분화해서 그중에서 선택해야 합니다. 모든 고객을 다 관리하려 들면 안 됩니다. 모든 부분에서 최고가 될 수 없으므로 고객층을 선택하고 가치의 초점을 좁혀야 합니다. 모든 사람을 만족시키려다 모든 사람을 잃을 수 있습니다. 따라서 장래성이 없는 관계는 포기해야 합니다. 선택한다는 것은 다른 것을 포기한다는 것과 같은 말이라는 것을 명심해야 합니다. 모든 고객을 내 고객으로 만들겠다는 목표로 무조건적인 서비스를 하는 것은 오히려 스스로 무덤을 파는 꼴이 됩니다.

타기팅의 조건은 시장매력도가 높은 시장, 서비스 제공자와 적합성이 높은 시장, 경쟁 강도가 약한 시장 등입니다. '우리 병원의 핵심고객은 누구일까?' 라는 질문을 통해 시장을 나누고, 같은 특성을 가진 고객들을 묶어 보고, 그들 고객들의 특성을 파악하면 도움이 됩니다.

그리고 시장을 선택할 때 조심할 것은 타깃 소비자를 현실적으로 설정해야 하는 것입니다. 두리뭉실하게 하면 안 됩니다. 우리 병원에 올 사람들이 어떤 사람들인지, 그들의 니즈, 구매성향, 관련정보에 대한 인식수준, 광고를 집행하는 매체에 대한 태도 등 세세하게 정보를 파악해야 합니다. 불특정 다수를 향한 광고는 큰 도움이 안 되는 수가 많습니다.

두 번째로 시장을 정하고 나서 핵심 가치도 선택해야 합니다. 고객입장에서 핵심이 되는 2~3개만 잡아서 꾸준히 밀고 나가야 합니다. 목표 고객에게 필요한 것이 무엇이고 원하는 것이 무엇인지 파악하는 것도 중요합니다. 고객이 중요하게 생각하는 것을 먼저 생각해야 하며, 경쟁자의 불만족 원인을 찾는 것도 좋습니다.

세 번째로, 메시지를 선택하여야 합니다. 그리고 메시지는 단순하고 일관되어야 합니다.
대부분의 병의원 판촉관련 제작물은 너무 많은 내용을 담고 있습니다. 메시지는 단순할수록 훨씬 더 효과적입니다. 대략 훑어보는 수준이기 때문에 장황한 요소로 꽉 채우려는 욕심은 버려야 합니다.

다시 한 번 정리를 하면 병의원은 마케팅을 위해서는 먼저 초점을 맞출 고객의 대상을 명확히 합니다. 그리고 고객이 중요하게 생각하는 것에 먼저 생각해봅니다(경쟁자 불만족 원인을 찾는 것도 좋습니다.) 그리고 그것이 과연 우리 병원만의 것인지 검토합니다. 그리고 구체화합니다(선언문, 슬로건.) 그리고 실행합니다. 마지막으로 모든 것에 반영합니다.

Q10. 마케팅에서 집중(focus)해야 하는 이유는?

병의원 마케팅에서 적어도 1은 10보다 강합니다. 크게 다양화된 '만능가'는 약하고, 작고 집중화된 '전문가'가 강합니다. 경쟁에서 우위에 서게 해줄 한 가지에 집중하고 나머지는 과감하게 포기해야 합니다.

병의원 마케팅에서는 집중적으로 한 가지에 초점을 맞춰야 합니다. 다양한 분야에서 다 성공할 수는 없습니다. 포지션과 포커스의 이점을 잘 활용하면 병의원에 대한 인지도를 한층 높일 수 있습니다. 그중 충성도 경향이 높은 고객(수익성 높은 고객, 적합성 높은 고객)에 집중하면 좋습니다. 병의원의 핵심 고객을 파악하고 이들에 집중하는 것을 최우선 과제로 삼아야 합니다.

집중을 하기 위해서는 먼저 핵심 메시지를 확실히, 차별적으로 정해야 합니다. 철저히 소비자 입장을 반영하고 경쟁군 메시지와 차별화해야 합니다. 그 메시지는 명확하게 한 문장으로 정해야 합니다. 전달하고자 하는 요점이 무엇인지 한 문장으로 만드는 것입니다.
둘째, 오직 한 가지만을 이야기해야 합니다. 그리고 그 한 가지만을 계속 반복해서 이야기해야 합니다. 모든 것을 강조하면 아무것도 기억하지 못하기 때문입니다. 2개의 메시지를 동시에 전달하려고해도 고객들은 단 한 가지밖에 들을 수 없습니다.

셋째, 말을 많이 해서는 안 됩니다. 말을 많이 할수록 핵심은 더욱 흐려지기 때문입니다.

· · · ·

Q11. 마케팅에서 포지셔닝(positioning)할 때 주의할 점은?

마케팅은 제품의 싸움이 아니라 인식의 싸움입니다. 사람들은 자신이 믿고 싶어 하는 것을 믿습니다. 마케팅은 잠재 고객의 마음속에 자사의 이미지와 상품을 명확하게 인식시키기 위한 경쟁이라고 할 수 있습니다. 광고의 핵심기능은 인식을 만드는 일과 인식을 바꾸는 일이며, 소비자의 선입견이나 우리 브랜드에 대한 무지를 일깨우고 설득하는 일입니다.

병의원 마케팅도 동일합니다. 따라서 자사의 서비스가 고객의 마음속에 타기관보다 차별적 우위를 가지도록 노력해야 합니다. 이러한 병의원 마케팅의 핵심은 초점을 좁히는 것입니다. 고객의 마음을 끌려면 포지셔닝의 범위를 좁혀야 하는 것입니다. 작은 것이 강하기 때문이며, 마케팅에서 가장 강력한 개념은 소비자의 기억 속에 하나의 단어를 심고 그것을 소유하는 것이기 때문입니다.

고객의 기억 속에 포지셔닝할 때 유의해야 할 점이 있습니다.

첫째, 포지셔닝 문구는 현실적이어야 합니다. 신뢰성(약속된 서비스를 정확하고 믿을 수 있게 수행하는 능력), 응답성(도와주고 즉각적인 서비스 제공 의지), 공감성(고객을 개별화시켜 이해하고 돌봐주는 노력), 유형성(넓고 밝은 로비, 최고의 인테리어, 고객의 동선을 이용한 병원건축)을 활용하면 도움이 됩니다.

둘째, 단순하고 효율 지향적인 단어를 사용하는 것이 좋습니다. 단순한 단어, 사전에서 바로 찾을 수 있는 단어가 가장 좋습니다. 단순한 하나의 단어나 개념에 초점을 모으면 사람들의 마음속에 깊은 인상을 남길 수 있습니다.

그리고 소비자의 마음속에 심은 단어를 두 회사가 동시에 소유할 수는 없기에, 다른 사람이 소유하고 있는 단어를 가져올 수는 없다는 점도 고려해야 합니다.

셋째, 사람들의 인지도는 갑자기 변하지 않는다는 사실을 반드시 염두에 두어야만 합니다. 사람의 마음이란 일단 한 번 정해지면 누구도 바꿀 수 없는 경향이 있습니다. 따라서 포지셔닝은 서서히 다가가는 게 아니라 돌풍처럼 파고들어야 합니다.

Q12. 마케팅에서 프로세스(process)가 중요한 이유는?

병의원의 마케팅에서는 프로세스가 필요합니다. 즉 시스템적인 접근이 필요합니다. 어떤 분들은 마케팅보다 프로세스가 훨씬 중요하다고 이야기할 정도입니다. MOT 관리 3요소는 하드웨어(의료기관 분위기, 시설 설비 사용 편리성, 건물외관)와 소프트웨어(서비스 운영시스템, 업무처리 절차)와 휴먼웨어(고객응대 태도, 언어 및 억양, 자세)입니다. 그리고 병원의 4대 요소는 의사와 직원, 매뉴얼과 시스템, 병원의 시설, 고객입니다.

프로세스의 핵심은 정보의 전달보다는 신뢰를 얻는 데 있습니다. 이로 인해 프로세스는 만족과 재이용 의도에 결정적 영향을 미치고, 고객과의 상호작용과 개별화에도 중요합니다.
일반적으로 많은 개인 의원들이 고객 정보를 제대로 공유하지 않아 커뮤니케이션 실수를 반복하거나 시정하지 못하는 경우가 많습니다. 따라서 고객 정보를 충분히 공유하는 것만이 불만환자를 줄이고 충성고객을 늘리는 커뮤니케이션 체계임을 반드시 기억해야 합니다.

물론 마케팅을 위해 진료를 볼 때도 이 프로세스는 상당히 중요합니다.
첫째, 예약을 하고 온 고객에 대해서는 프로세스가 달라야 합니다. 접수나 문진과정을 생략하고 바로 진료 상담으로 진행하는 것이 좋습니다.

둘째, 서비스 대기시간을 관리해야 합니다. 대기시간이 프로세스 중 가장 길기 때문입니다. 보통의 고객들은 약속시간 15분이 지나면 대부분 화를 내는데 이는 기다린 것 때문이 아니라 무관심 때문입니다. 대기시간을 관리하는 요령으로는 서비스가 시작되었다는 느낌을 주어야 하며, 총 예상 대기시간을 알려주고, 지연 시 지체 사유와 진료 예정시간을 알려주어야 합니다. 또한 진료순서를 보여주며, 고객 유형에 따라 대응하고, 심리적인 대기시간을 줄이기 위한 다양한 방법(TV, 잡지, 질병정보제공, 병원홍보)이 강구되어야 합니다.

셋째, 프로세스를 만들기 위해서는 처음부터 끝까지 경험하는 실제 과정을 염두에 두고 각 과정을 세분단계로 나눈 후, 고객과 만나는 각각의 접점을 하나씩 검토합니다. 그리고 단계마다 고객 기대를 충족시켜 줄 수 있는 아이디어를 모아, 각각의 접점을 눈에 띌 정도로 개선해야 합니다. 또한 각 방법에 대한 매뉴얼(표준 정형화)을 개발하고 지속적으로 비교하고, 각 고객접점에서의 고객반응을 모니터링하여 개선합니다.

넷째, 새로운 고객의 전화는 매우 중요합니다. 첫인상을 남기는 두 번째 기회는 없다는 점을 명심하며 전화를 받는 프로세스를 잘 관리해야 합니다. 전화를 받을 때는 새로운 고객이 조사받는 느낌이 들지 않도록 해야 합니다.

Q13. 마케팅에서 '보이지 않는 것을 보이게 하는' 방법은?

우리는 보이는 만큼 믿습니다. 다시 말해 보이지 않는다면 믿기 힘듭니다. 고객은 눈으로 고르고, 보는 것은 믿는 것입니다. 서비스의 품질에 대한 증거를 만들어서 고객에게 알려야지, 말만으로는 소용없습니다. 특히나 고객이 불안해하는 병원 전반의 불확실한 요소들을 파악하여 가급적이면 눈에 잘 보이게끔 만들어야 합니다. 서비스 커뮤니케이션에 있어서 중요한 2가시 원칙은 서비스를 보이게 만드는 것과 고객을 편안하게 하는 것입니다. 따라서 보이지 않는 의료서비스를 보이게 하는 것만으로도 훌륭한 마케팅이 됩니다.

그리고 보이는 증거를 개발하는 것도 중요하지만 이러한 증거를 고객에게 적극적으로 알려야 한다는 사실도 잊어서는 안 됩니다. 물적 증거 확보와 가치 만들기에 소홀해지면 경쟁에서 뒤처질 수밖에 없습니다. 이때는 보다 더 구체적으로 보이게 하며, 고객들이 병의원을 평가할 수 있는 근거를 제공해야 합니다. 다만 고객에게 서비스가 좋다는 것을 상기시킬 때는 적당한 겸손함을 잊어서는 안 됩니다. 다행스럽게도 치료의 효과나 안정감, 치료에 대한 자신감은 보이지 않는 것이지만 보이게 할 수 있습니다. 구체적으로 보이지 않는 것을 보이게 하는 방법도 다양합니다.

첫째, 책상은 고객들에게 의사의 성향과 성격을 내보이는 주된 도구입니다. 따라서 절대로 골프 관련서적을 꽂아두지 말아야 하며, 재테크나 병의원 경영이나 종교서적도 안 됩니다. 감사패, 표창장, 공로패, 발표논문, 학회참가증, 증명서는 많을수록 좋습니다.

둘째, 인테리어가 중요합니다. 넓고 밝은 로비, 고객의 동선을 이용한 병원건축은 중요합니다. 첫인상이 마지막 인상이며 고객만족은 30초 안에 결정되는데, 일반적으로 시각적인 부분이 첫인상을 크게 좌우합니다. 인테리어가 그 첫인상이 되는 경우가 많습니다.

셋째, 고객에게 보여주는 모든 것들을 조심해야 합니다. 고객과 만나는 지점마다 시각적인 장치를 만드는 것입니다. 특히 구두, 명함, 조명, 옷차림 등을 신경써야 하는데, 의사는 다소 보수적으로 보이는 차분한 옷차림이 더 좋습니다.

넷째, 잘한 일은 반드시 알립니다. 당신이 얼마나 열심히 했는지, 얼마나 신경을 썼는지, 얼마나 잘 해냈는지 알려야 합니다. 새로운 고객, 새로운 성공, 새로운 이미지, 새로운 인식, 새로운 표창장, 직원과 수익의 성장 등 당신의 성공을 알려야 합니다.

마지막으로, 보다 조직적이고 전문적으로 보이고 싶다면 시각적으로 동일한 모습을 반복해서 보여주면 쉽게 기억할 것입니다.

Q14. 마케팅에서 물리적 증거(physical evidence)가 중요한 이유는?

물리적 증거는 고객이 병원을 신뢰할 수 있도록 준비하는 모든 것입니다. 깨끗한 진료환경, 의료서비스 제공자의 친절성, 예약시스템과 예약시간 준수, 병원의 원무 및 임상서비스, 환자의 질병에 대한 정보제공 등이 그 증거가 됩니다. 원내 환경, 홍보물, 게시물, 표지판의 디자인, 접수에서 귀가힐 때까시 만나는 여러 의료 스텝의 자연스런 태도, 정확한 조언이나 설명, 그에 맞는 옷차림 등 이용자가 경험하는 모두가 중요한 열쇠가 됩니다.

일반적으로 물리적 환경은 건물의 외관, 안내표지판, 주차장, 진료대기실, 진료실, 회복실, 안내데스크, 의료장비 등입니다. 그리고 기타 유형적 요소로는 유니폼, 진료차트, 진료비 명세서 등이 있습니다. 이러한 물리적 환경은 의료서비스 제공자의 첫인상 형성, 의료서비스 제공의 신뢰도 제고, 품질 지각에 중요합니다. 이러한 물리적 증거들은 모든 과정에서 일관된 이미지가 강하게 요구됩니다. 고객이 현관으로 들어와 현관을 나가기까지 환경이나 정보를 포함한 모든 과정에서 일관된 이미지가 강하게 요구되는 것입니다.

첫째, 청결은 고객의 신뢰도와 직결됩니다. 실내 청결, 복장 청결이 중요합니다.

둘째, 상호와 눈에 잘 띄는 간판, 깔끔한 출입구 등을 특별히 신경 쓰는 것이 좋습니다. 언제 가도 변함없이 반겨주는 친절한 안내, 알아보기 쉬운 안내표시는 고객에게 안정과 신뢰감을 줍니다.

셋째, 대기실도 중요합니다. 텔레비전이나 관엽성 식물, 그림 등을 설치하여 편안한 환경을 조성하고, 고객의 시선을 잡는 색채를 사용하면서 심리적인 요인을 컨트롤하여 기다리는 시간을 길게 느끼지 않도록 합니다. 녹색이나 청색 환경에서는 시간이 느리게 가는 것처럼 느끼는 것으로 알려져 있습니다.

의료기관 내부의 음악, 향기 또는 인테리어 등이 서비스 상품 그 자체보다 구매결정에 더 큰 영향을 미칠 수 있습니다. 온도와 환기조절도 중요한 요소입니다.

마지막으로 절대 해서는 안 되는 것은 신발 구겨신기, 호주머니에 손 집어넣기, 지저분한 유니폼, 강한 향수, 지나치게 긴 손톱과 짙은 화장 등입니다.

Q15. 스토리텔링(storytelling)을 잘하는 요령은?

병의원 마케팅을 위해서는 스토리텔링을 통해 영화를 만들어야 합니다. 실제 영화가 아니라 공감할 수 있는 멘트나 강점을 집중적으로 디테일하게 잡아내어 '어머 내 이야기네.' 라는 생각(공감)이 들게 만들어야 하는 것입니다. 일종의 감성마케팅으로 감성을 자극하여 호의적인 감흥을 유발하는 것이 목표입니다. 의료소비자들에게 스토리가 부여되면 반복적이고 충성적으로 구매합니다. 제품에 깃든 스토리로 소비자의 감성을 자극해야 성공하는 시대가 되었습니다. 소비자들은 이야기가 있는 상품을 선택합니다. 사람을 매혹시키는 것은 상품의 사용가치나 교환가치가 아니라 그 상품에 깃들어 있는 이야기이기 때문입니다.

스토리텔링의 소재는 다양합니다. 이슈가 될 만한 소재와 호감과 공감을 불러일으킬 스토리라면 뭐든 좋습니다. 원장의 특이한 경력과 활동상(인간적인 모습), 브랜드 이름에 얽힌 이야기, 의료진과 고객과의 에피소드(감성적인 신뢰), 고객의 특별한 사연, 원장의 병원이나 진료 체험기, 창업자에 얽힌 재미있는 일화도 좋습니다. 신 의료기술, 선행, 취미, 매력, 흥밋거리(무료 진료 등)도 좋습니다. 스토리텔링의 내용이 의료소비자의 이익과 연결하여 흥미를 유발할 수 있도록 스토리라면 더욱 좋습니다. 사회적 관심사에 따른 융통성 있는 홍보도 좋은 방법입니다. 훌륭한 진료성공 사례들을 발굴하고 가공하여 이를 대중에게 시의적절하게 노출시켜주는 것은 매우 중요합니다. 스토리텔링을 위해서는 직원을 주연배우로 여겨야 합니다. 그리고 배우들은 약간 '오버'하는 것이 좋습니다.

스토리텔링을 할 때 주의해야 할 점도 있습니다.
첫째, 진솔하게, 겸손하게, 자연스럽게, 공감하게, 감성적으로 느낄 수 있게, 새롭게, 유익하게 만들어야 합니다. 현란한 형용사보다는 진실된 이야기로 풀어나가는 것이 좋습니다. 자연스럽게 우러나오는 사연이 아니면 역효과가 나므로 이야기를 만드는 일은 전문가에게 맡기는 것도 좋습니다.

둘째, 재미를 추구할 수 있는 스토리텔링이 좋습니다. 고객들을 놀라게 하기 위해 상상력을 동원해 가능한 서비스를 창조하는 것이 필요합니다. 관심을 끌고 싶다면 예상치 못한 행동이나 새로운 소리, 친숙하지 않은 이미지로 깜짝 놀라게 하는 것이 도움이 됩니다.

셋째, 돈을 받고 홍보하는 사람이 아닌 우리가 실제로 아는 사람이 이야기를 들려주면 이야기가 더욱 믿음이 가고 영향력이 강력합니다. 상품을 추천하는 이야기를 개인적인 일화로 바꿀 수 있다면 영향력이 훨씬 더 강해질 것입니다.

Q16. 가장 적절한 마케팅 시기는?

병의원 마케팅에서도 타이밍은 중요합니다. 내부 프로세스가 갖춰지기 전에 마케팅에 과도한 투자를 해도 안 되고, 막강한 프로세스를 갖추었음에도 미미하게 마케팅하는 것도 안 됩니다.

일반적으로 마케팅을 하기 가장 좋은 타이밍은 고객들 사이에 입소문이 나서 저절로 고객이 늘어나는 시점입니다. 적극적인 마케팅은 어느 정도 자리가 잡힌 후에 하는 것이 나을 수도 있는데, 잘 나갈 때는 더욱 공격적인 브랜드 마케팅을 하는 것도 좋습니다. 물론 개원을 했을 때는 예외적으로 공격적으로 마케팅하는 것이 필요합니다.

그리고 마케팅은 지속적으로 해야 합니다. 광고 한 번 보고 병원을 결정하는 고객은 없습니다. 광고는 최소 3회 이상 같은 광고를 보아야 인지됩니다. 그리고 소비자의 인지 기간은 생각보다 짧습니다. 따라서 광고는 여러 번 접할 수 있게 일정 시간 유지해야 합니다. 보통은 하나의 광고가 하나의 매체에 4~6개월은 노출되어야 효과적입니다. 물론 인지된 기간을 넘겨서까지 광고하는 것도 낭비이며, 비호감을 주는 무리한 노출은 악영향을 끼칩니다. 특히 강력한 임팩트로 회자되는 광고는 노출 시기를 너무 오래 잡지 않게 해야 합니다.

고객들은 친밀한 것을 선택하고, 소비자는 평소 사용하는 제품과 서비스를 지속하려는 성향이 강합니다. 자꾸 보면 정이 듭니다. 반복노출로 인해 익숙해지면 현상을 관대하게 보는 경향이 있기 때문에 광고 반복을 통해 '친숙'해지면 마케팅하기 쉬워집니다. 따라서 가능한 한 여기저기에 당신의 이름을 알리는 것은 도움이 됩니다. 한 번의 홈런보다는 계속 만들어내는 안타가 더 낫습니다. 성공적인 마케팅의 핵심은 아주 평범하면서도 당연하지만 차곡차곡 쌓아가는 고객과의 관계에 있습니다.

Q17. 맞춤형 마케팅의 전략은?

병의원 마케팅은 맞춤형으로 진행해야 합니다. 고객의 취향을 반영한 서비스는 특히 중요합니다. 진료 전에 고객의 진료기록을 살펴 개인 특성을 파악한 후 대화하는 것이 좋습니다. 따라서 가장 먼저 할 일은 고객이 어떤 유형의 사람인지를 파악하는 일입니다. 고객의 유형은 크게 결정형, 불친절한, 완고하고 의심이 많은, 충동적인, 미결정형, 과묵한, 독설형, 다변형으로 구분됩니다. 같은 의료상품도 고객마다 설명을 달리하는 것이 좋습니다. 직업에 따라, 연령에 따라, 성별에 따라 맞춤형으로 설명하는 것입니다.

맞춤형 마케팅 전략으로는 몇 가지가 있습니다.

첫째, 전략적 상황분석에 의한 마케팅 전략(SWOT)입니다. 강점요인(Strength), 약점요인(Weakness), 기회요인(Opportunities), 위험요인(Threats)을 분석하여 전략을 정하는 방식입니다.

둘째, 경쟁우위에 의한 마케팅 전략입니다. 병의원의 핵심역량이나 지속적 경쟁우위 원천을 활용합니다. 경쟁우위를 위해서는 대체불가능성, 지속가능성, 제공자의 자원과 능력이 충족되어야 합니다.

세 번째, STP에 의한 마케팅 전략입니다. 시장세분화(Segmentation), 표적시장 선정(Targeting), 포지셔닝(Positioning)하여 마케팅하는 전략입니다.

네 번째, 경쟁적 역동성에 의한 마케팅 전략입니다. 시장상황 급변 시 빠르고 유연한 대처가 가능합니다.

그 외 마케팅 방법으로는 관계 마케팅(표적 마케팅), 브랜드 마케팅, 감성 마케팅, 디마케팅(demarketing), 공짜 마케팅, 공생 마케팅, 날씨 마케팅, 고가전략 마케팅 등이 있습니다.

Q18. 창의적인 마케팅의 요령은?

적당한 호기심과 상상력을 자극할 수 있는 마케팅 기법을 사용하는 것이 훨씬 효과적인 결과를 가져옵니다. 마케팅은 달라야만 보이기 때문에 창의적이고 세련되고, 참신하게 해야 합니다. 따라서 마케팅을 더 잘하려고만 생각하지 말고, 다르게 생각해야 합니다.

창의적인 마케팅을 위해서는 기억에 남을 만큼 독특한 이름이 필요합니다. 사람들은 독특하고 감각적이며 창의적이고 한눈에 들어오는 것을 잘 기억하기 때문입니다. 평범한 이름은 평범한 비즈니스를 위해 존재할 뿐입니다. 튀려면 확실하게 튀어야 하지만, 웃기는 이름은 금물입니다.

그리고 창의적인 마케팅을 위해서는 멍청이처럼 생각하는 것도 필요합니다. 대부분의 좋은 아이디어들은 처음에는 우스꽝스럽기 때문입니다.

명품 브랜드가 되려면 완전히 새로운 범주를 개척해 소비자에게 다가가야 합니다. 기발한 아이디어가 죽은 기업을 살립니다. '먼저 치고 나간' 경쟁 병원의 뒤꽁무니에서 따라잡으려 하기 보다 '게임의 룰'을 바꾸는 것이 훨씬 낫습니다. 서로 다른 영역끼리 결합하는 형태로 새로운 것을 만드는 것도 좋습니다. 혁신적인 성과를 위해 필요한 것은 바로 영감입니다.

Q19. 마케팅 아이템 선정 요령은?

마케팅에는 좋은 재료(홍보의 대상이 될 만한 홍보거리)가 있어야 합니다. 누가 봐도 매력적인 아이템을 선정하는 것이 중요한데, 신 의료기술, 성실한 진료, 선행(무료진료), 취미, 매력 등이 그 소재가 될 수 있습니다. 아이템 선정 원칙으로는 효과 관찰성(눈에 보여야 한다), 시험 가동성(비싸지 않아야 한다), 간단성(쉽고 편하게 받을 수 있어야 한다), 상대적 이익(시술에 따른 이익이 있어야 한다) 등입니다.

병의원 마케팅은 작지만 확실한 것부터 시작하는 것이 중요합니다. 사소하게 보이는 것에서 시작하는 것이 도움이 됩니다. 사소한 것 한 가지가 모든 것을 좌우하기도 합니다. 특히 소규모 병의원은 광고를 소수 매체에 집중해서 적은 예산으로 크게 보이게 사용하는 것이 도움이 됩니다. 그리고 작은 병의원은 작게 시작해야 하며, 규모가 작은 것의 장점을 강조하는 것이 좋습니다.

마케팅에 필요한 것은 객관성입니다. 마케팅에서는 구체적이고 객관화된 표현이 중요하며, 얼마나 설득력 있게 작성하느냐가 노출보다 더 중요합니다. 마케팅의 최대 걸림돌은 자기 생각만 옳다고 여기는 독단적 자세이며, 정말 필요한 것은 객관적 사고입니다. 소지자들에게 잘 알려지지 않은 브랜드의 경우에는 사실 정보를 추가하여 감성과 이성을 동시에 공략하는 편이 낫습니다.

● ● ● ●

Q20. 가격 마케팅은 괜찮은가?

가격은 서비스 질을 표시하는 역할을 합니다. 따라서 가격으로만 마케팅하지 말고 신뢰성과 경쟁력을 함께 강조해야 합니다. 지금은 비싸보여도 결과적으로 이득이 된다는 확신이 들 수 있는 가치들을 조목조목 겸손하면서도 자부심이 느껴지는 태도로 말하는 것이 좋습니다. '이만한 수준의 병원이라면 이런 비용 정도는 아깝지 않다.' 는 인식을 형성하는 것이 필요합니다. '얼마가 싸다.'가 아니라 '무엇을 더 얻을 수 있다.'에 대해 설득해야 합니다. 고객이 떨쳐버리고 싶은 것은 '부당하게 비싼 것이 아닌가?'

하는 불안감이므로, 정당하다면 충분히 납득합니다. 그리고 병의원의 성공비결 중 하나는 고객들이 받아들일 수 있는 합리적인 가격을 제시하는 것입니다.

따라서 진료비 인하는 잘못된 선택이며, 발전을 저해하는 극약처방이므로 절대 해서는 안 됩니다. 보고에 의하면 1%의 가격할인은 영업이익의 평균 8%를 감소시킵니다. 가격할인은 브랜드에 대한 신뢰도가 쌓여 있을 때 하는 것입니다. 그리고 고객과 가격을 협상(흥정)하는 것도 바람직하지 않습니다. 가격을 따지는 고객에게 가격으로 답변하지 말아야 합니다. 결국은 해결방안이 없는 논쟁이 될 뿐입니다. 적당한 가격저항은 15~20%입니다. 만약 가격저항이 25%가 넘으면 가격을 재조정하는 것도 좋습니다.

병의원마케팅에서는 가격으로 경쟁해서는 안 됩니다. 가격파괴로는 차별화할 수 없습니다. 품질, 기술혁신, 차별화된 서비스, 기술서비스, 직원들의 태도, 창조적인 광고, 영업능력, 판촉기술, 점포 위치, 안정성, 빠른 회복, 높은 질, 장기적 전문관리, 리스크 최소화 시스템 등으로 경쟁해야 합니다. 진료비 거부감을 없애는 방법으로는 가치를 증대시키고, 진료비 외 고객의 비용을 절감시키고, 진료비와 관련된 커뮤니케이션을 강화하는 것입니다. 그리고 소비자들이 가격 이외의 서비스 품질을 평가할 정보를 많이 얻게 되면 가격의 중요성은 상대적으로 떨어지게 됩니다.

Q21. 마케팅 평가가 중요한 이유는?

홍보는 실천이 9할입니다. 꾸준한 실천과 시스템 정비(체계적이고 지속적인 전략)가 마케팅의 성공요인입니다. 그리고 병의원의 마케팅 후에는 반드시 평가 과정을 거쳐야 합니다. 모니터링을 활용하는 것으로 홍보는 완성됩니다. 필요할 때는 전문가의 자문을 받는 것도 도움이 됩니다.

평가라고 하면 고객 불평의 모니터링, 고객조사의 실시, 서비스 과정의 모니터링(암행고객 고용) 등입니다. 직원들(간호사와 의료기사)의 의견을 폭넓게 듣고, 솔직한 평가를 참고하는 것도 매우 중요합니다. 이때는 설문지 조사보다 구두 설문조사가 훨씬 더 좋습니다. 모니터링은 표준설문 대상을 설정해서 소량의 상품을 주더라도 심도 있는 질문을 진행해야 하며, 직원이나 의료진 지인은 안 되고, 안내 데스크에서의 간단한 설문도 안 됩니다.

실패는 되도록 빨리 인정해서 손실을 줄여야 하며, 어떤 시도가 실패했다고 해서 처벌해서는 안 됩니다(대신 같은 실수를 두 번 해서는 안 됩니다.) 경쟁업체가 크고 작은 실수를 겪어가며 이룬 성공의 열쇠를 찾아내어 그것을 나의 방식으로 재창조하는 것도 좋은 방법입니다.

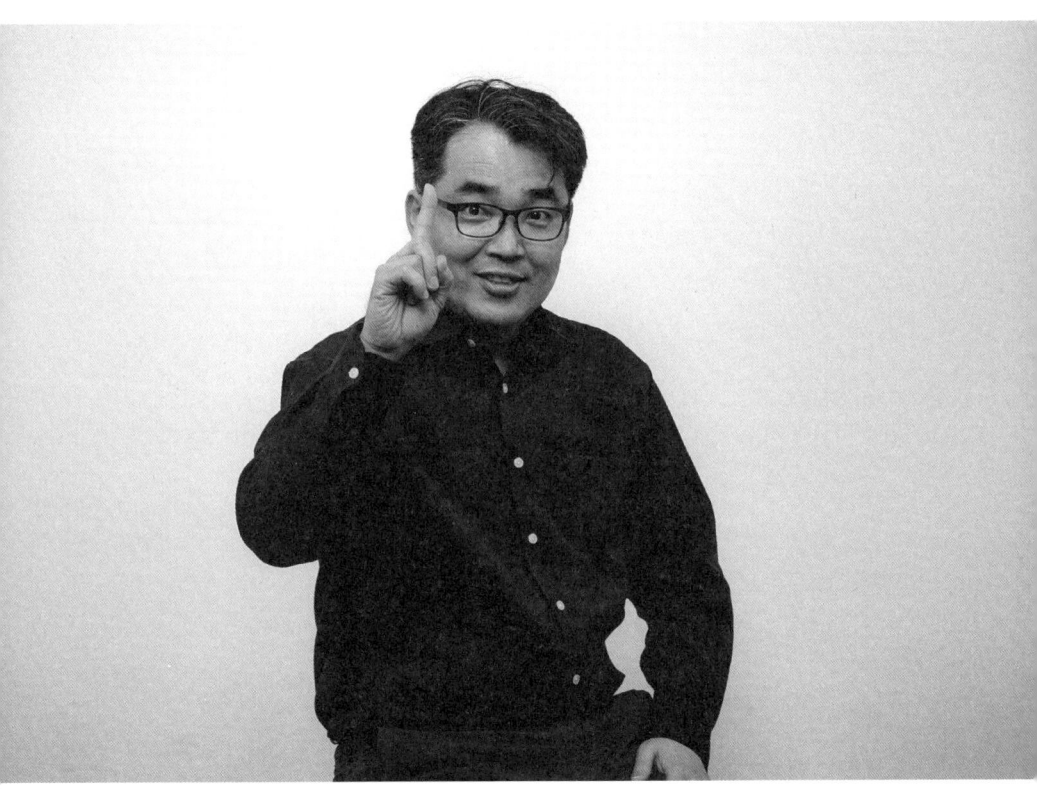

성공하는 병의원 마케팅 노하우 II

실전 병의원 마케팅을 위한 Q&A

1. 마케팅 어디까지 해야 하는가?
2. 블로그를 제대로 활용하는 방법은?
3. 유튜브를 제대로 활용하는 방법은?
4. 영상홍보를 제대로 활용하는 방법은?

실전 병의원 마케팅을 위한 Q&A_❶

마케팅 어디까지 해야 하는가?

Q 1. 간판은 비싼 것이 좋은가?

간판에는 투자를 많이 하시는 것이 좋습니다. 간판은 병원의 얼굴이며, 오프라인 광고 중에서 가장 효율성이 높다고 판단됩니다. 그리고 간판은 가능하면 밤에도 불을 밝히는 것이 도움이 됩니다. 또한 간판에 시계를 추가하는 것이 좋습니다. 불법적인 요소는 아니며, 가시성을 높일 수 있는 좋은 방법이기 때문입니다.

장편한외과의 간판은 대략 2000만 원 정도 투자하였습니다. 그리고 추가로 700만 원 정도 되는 시계를 설치하였습니다. 또한 간판의 디자인을 시각화를 극대화하는 방법으로 제작되었습니다. 저는 너무나 만족합니다.

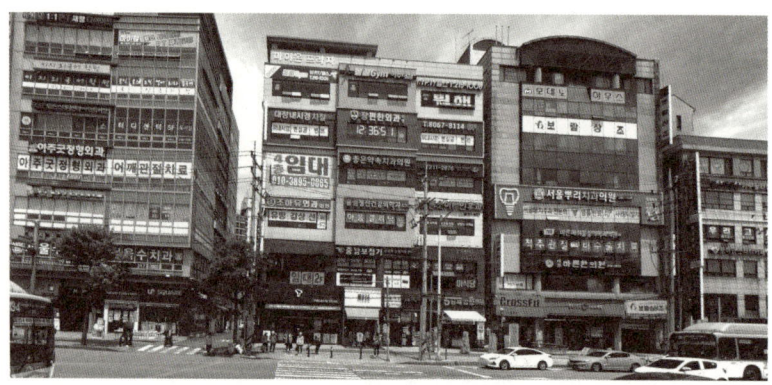

Q2. 홈페이지 개설에 어느 정도로 투자하는 것이 좋은가?

홈페이지는 전문가와 원장마다 다소 의견이 다릅니다. 기본만 하면 된다는 의견도 있고, 온라인에서의 간판이므로 과감한 투자가 이루어져야 한다는 의견도 있습니다. 제 생각에는 전문 과목에 따라 다소 다른 것 같습니다. 피부과나 성형외과 등 비급여 진료를 하는 전문과는 홈페이지에 투자를 많이 할 필요가 있을 것입니다.

홈페이지 제작비용은 페이지 당 평균 15~20만 원 정도가 업계의 평균입니다. 하지만 무작정 싼 업체보다는 여러 편을 제작한 홈페이지 포트폴리오를 보유한 업체 중에서 경험이 다양한 업체를 선정하시는 것이 좋습니다. 제 경험상 300~700만 원 정도 투자하시는 것이 좋습니다. 기본 레이아웃 디자인부터 홈페이지 제작 및 관리까지 맡아주는 업체들을 추천합니다.

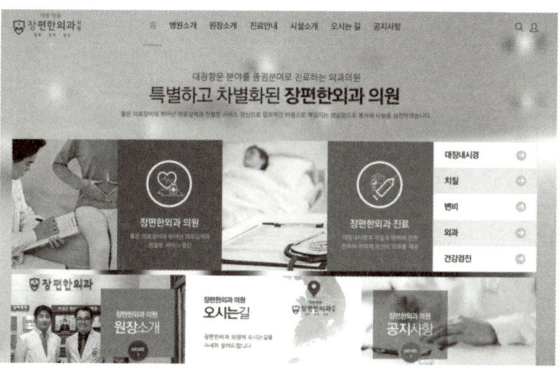

Q3. 오프라인 광고(버스·지하철, 마트, 엘리베이터 광고 등)는 도움이 되는가?

오프라인 광고에 대한 의견은 분분합니다. 하지만 한 가지 확실한 건 지역 특성에 따른 오프라인 광고전략이 필요하다는 것입니다. 서울과 수도권 등 대도시에 거주하는 분들은 홍보물과 광고의 홍수 시대에 살고 있다고 해도 과언이 아닐 것입니다. 하지만 외곽 도시의 경우라면 조금 다를 수 있습니다. 병의원이 많지 않은 곳에서는 광역 버스에 붙어있는 병원 광고 또는 대형 마트에 걸려있는 병원광고에 대해서 인지하고 기억하는 확률이 대도시의 경우보다 훨씬 높을 수밖에 없습니다.

수원에서 개원한 저의 경험상 버스·지하철, 마트, 엘리베이터 광고는 크게 도움이 되지 않았습니다. 오프라인 광고를 전문으로 하는 업체들의 이야기를 들어보면 솔깃한 것이 사실이지만 실제로 장편한외과가 1년 정도 해보니 그다지 효과적이지는 않았습니다. 물론 전문과목마다 다를 것입니다.

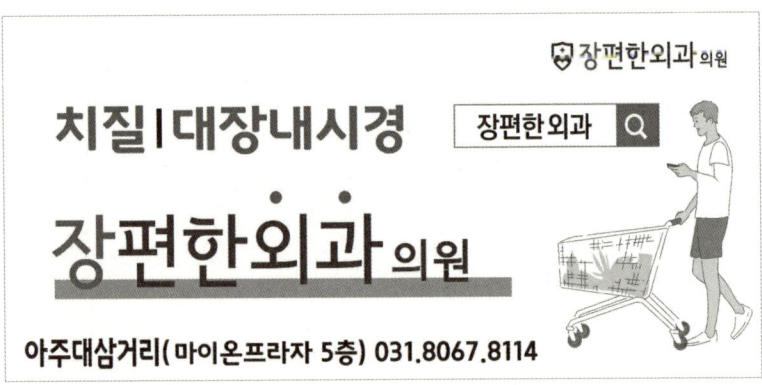

Q4. 마케팅을 위한 포털사이트 활용법은?

포털사이트를 이용하는 이유는 압도적인 정보량과 정확도가 높기 때문입니다. 실제로 많은 사람들이 포털사이트에서 정보를 검색하고 그 검색 결과를 신뢰하고 있습니다.

흔히들 포털사이트에서 마케팅 활용은 홈페이지 검색과 블로그에만 치중하는 경향이 있는데 그에 못지않게 중요한 포인트는 바로 동영상 활용입니다. 포털사이트에서 동영상을 이용한 마케팅은 또 다른 좋은 기회가 될 수 있습니다.

Q5. 키워드 검색광고(파워링크)를 효율적으로 하는 방법은?

키워드 검색광고는 효율적으로 운영해야 합니다. 파워링크는 입찰 형식으로 진행이 되는데 일정 비용을 지불하고 노출 순위를 조절할 수 있습니다. 이러한 파워링크의 장점은 광고운영이 편리하며 실시간으로 현황 체크가 가능하다는 장점이 있으나, 단점으로는 광고비가 과다하게 지출될 수 있습니다. 따라서 키워드 검색광고는 전략적으로 접근해야 합니다. 과도하게 사용하면 재정에 많은 부담이 될 수 있기 때문입니다. 따라서 너무 비싼 키워드는 노출 순위를 조정하는 것이 필요합니다.

장편한외과는 '수원 치질'이라는 키워드에 3~4번째로 노출되게 조절합니다. 1~2등으로 노출되면 좋기는 하지만 클릭당 가격이 높아 비용지출이 많아지게 되기 때문입니다. 그리고 클릭당 가격이 저렴한 키워드를 많이 활용하는 편입니다. 또한 한 달에 50만 원 넘게 지출이 되면 더 이상 파워링크 광고에 노출되지 않게 조절합니다.

Q6. 블로그를 해야 하는가?

네이버(Naver) 블로그보다는 유튜브, 인스타그램 같은 대세 SNS를 활용해야 하지 않나 생각할 수 있는데, 반은 맞고 반은 틀립니다. 네이버 블로그가 처음 런칭되었던 1999년부터 20년이 넘은 현재에도 여전히 네이버 블로그는 온라인 마케팅 툴로 확고한 입지를 가지고 있기 때문입니다. 특히 병의원 분야의 마케팅 방법으로는 유일무이(唯一無二)할 정도입니다. 네이버는 다른 SNS에 비해 '정보 검색'과 '연계'가 압도적으로 편하고 강력하고, 대부분의 고객들은 병의원에 가기 전에 블로그의 사전 정보를 검색함으로써 나름의 인증절차를 하게 됩니다. 따라서 네이버 블로그는 반드시 해야 합니다.

장편한외과는 블로그에 상당히 집중을 합니다. 2021년 7월을 기준으로 한 달에 50편 정도 블로그 글을 올리고 있습니다. 물론 1개의 블로그에 그 모든 글을 올리는 것이 아니라 4개의 블로그를 활용하고 있습니다.

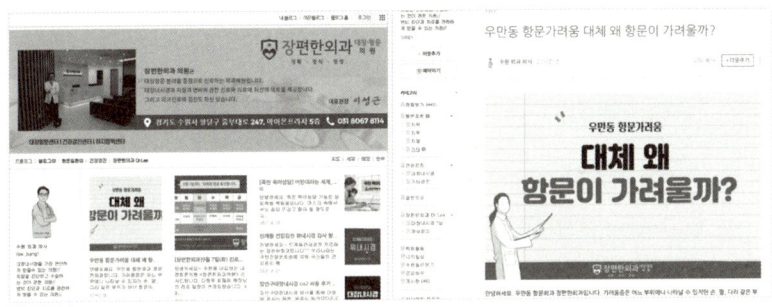

Q7. 카페는 해야 하는가?

카페는 블로그와는 다르게 지역사회의 일환임을 홍보할 수 있는 수단이므로 적극적인 활용이 필요합니다. 네이버에 검색을 했을 때 블로그 글도 검색이 되지만 카페 글도 노출되는 경우가 많기 때문입니다.
특히 맘카페 가입을 통해 진료과목 안내뿐 아니라 병원과 원장의 일상생활 등을 공유하며 병원이 이 지역사회의 일환임을 강조할 수 있습니다.

장편한외과는 수원지역을 대표하는 맘카페에서 마케팅 활동을 하고 있습니다. 한 달에 30만 원 정도 비용을 내면 맘카페에 하루에 한 편씩 글을 적을 수 있는 권한을 부여받는데, 한 달에 10~15편 정도 글을 적고 있습니다.

Q8. 유튜브 채널 운영이 도움이 되는가?

최근 조사에 따르면 40~60대도 2명 중 1명은 유튜브로 검색을 한다고 합니다. 최근에는 고객들이 기존 포털 검색창을 이용하여 눈으로 활자를 읽는 대신 영상을 보며 자료를 오감으로 느끼는 추세로 전환하고 있다는 것에 주목할 필요가 있습니다. 유튜브는 무엇보다 길이, 형식에 구애 없이 콘텐츠 제작, 유통, 배포가 가능한 점이 장점입니다.

그럼에도 불구하고 현재 병의원 마케팅에서 유튜브가 차지하는 비율은 그리 높지 않습니다. 아무도 하지 않으니 불필요하다고 생각할 수 있지만 다시 생각해보면 아무도 하지 않기에 먼저 깃발을 꽂으면 그만큼 더 큰 시장을 점유할 수 있다는 의미가 되는 것입니다. 다시 말해 병원홍보 패러다임의 변화에 빠르게 적응하여 선점할 필요가 있습니다. 장편한외과는 『엉덩이대장TV』라는 유튜브 채널을 운영하고 있고 마케팅에 큰 도움이 됩니다.

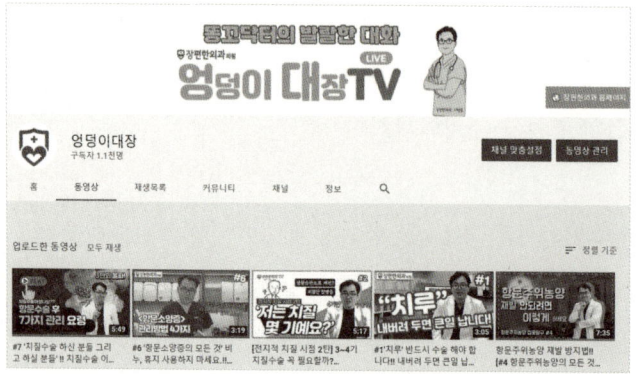

Q9. 영상을 활용한 마케팅 방법은 도움이 되는가?

병원의 홍보물 중 영상은 시각과 청각으로 모든 정보를 전달하며, 사람들에게 전하고자 하는 메시지를 가장 효과적으로 전달할 수 있습니다. 또한 영상물의 성격에 따라 단순 정보전달의 역할뿐만 아니라 스토리텔링을 통한 감동까지 전달이 가능하며, 결국 이는 병의원의 브랜드 이미지를 타 병원과 차별화하고 강화하는 효과가 있습니다.

장편한외과에서도 지금(2021년 7월)까지 영상을 3편 촬영하여 다양한 방법으로 활용하고 있습니다. 특히 대기실 TV에 방영하고, 유튜브와 홈페이지에 활용하고 있는데 큰 도움이 됩니다.

Q10. 책 출간이 도움이 되는가?

출판을 통한 홍보의 장점은 어떤 홍보수단보다 저렴한 비용으로 성공적인 홍보 효과를 확인할 수 있다는 것입니다. 개인적으로 책 출판을 강력 추천 드립니다. 장편한외과는 지금(2021년 7월)까지 4권의 책을 출간하였고, 특히 『알기 쉬운 대장내시경』과 『알기 쉬운 치질』은 고객들에게 큰 인기가 있습니다.

책이 아니더라도 쓰기는 마케팅에서 중요합니다. '감정을 공략하려면 종이를 활용하라. 종이는 감정을 의미한다.' 라는 말처럼 쓰기는 중요합니다. 만질 수 있는 물질이 개입될 때 사람들은 더 감정적인 정보처리 과정을 거치기 때문입니다. 따라서 브로슈어나 설명서를 잘 활용하면 큰 도움이 됩니다.

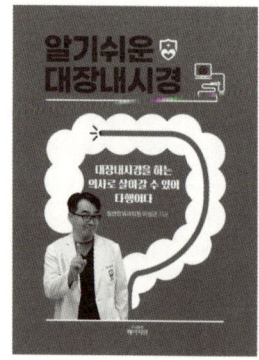 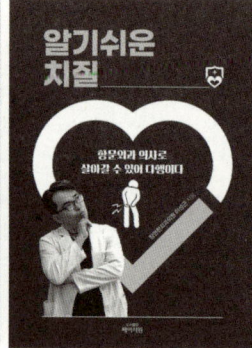 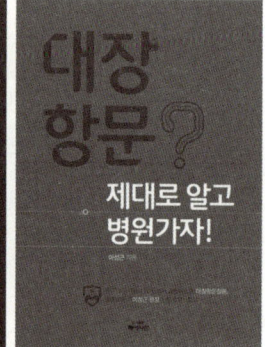

Q11. 의료광고 심의에 저촉되지 않는 노하우는?

의료광고 심의의 대상은 방송, 신문, 잡지, 옥외광고물, 현수막, 벽보, 전

단, 교통시설, 인터넷 매체 등 대부분의 인쇄 매체와 인터넷 매체가 포함됩니다. 이에 홍보물을 제작하는 경우에는 심의에 저촉되지 않도록 유의해야 합니다. 의료광고심의에서 금지하고 있는 사항을 미리 확인하고 사전에 그에 부합되는 홍보물을 제작하는 것이 중요하겠습니다.

첫째로, 간접적 비교문구 및 환자를 현혹할 수 있는 단어는 금지입니다.

광고상 금기되는 단어 및 표현 (불가 문구)	대체문구
최첨단	첨단
정확한	정밀한, 정교한
~해방, 완치, 완벽	~회복, 치료, 개선
한 번에 시술	동시에 시술
바로 일상 복귀 가능	일반적인 일상생활 가능
통증 없이	통증 거의 없이, 적게
수면마취	정맥마취
수면내시경	수면(의식하진정)내시경
눈밑트임	하안검성형술(일명 눈밑트임)

둘째, 의료인 경력 표현 관련은 금지입니다. 현행 법률상 인정되지 않는 분야의 전문의 명칭 및 세부전문의 인정의 표현은 불가입니다.

위반표기	올바른 표기
내시경전문의	내과전문의

셋째, 객관적 근거가 없는 내용을 표현하거나 시술에 대한 구체적인 부작

용을 누락하여 광고하는 경우도 불법입니다. 공인되지 않은 치료법, 시술명, 약제명 등은 모두 불허입니다. 질병이나 질병의 치료에 대한 내용의 근거를 학술지에서 인용한 경우 해당 학술지는 공인받은 것이어야 합니다.

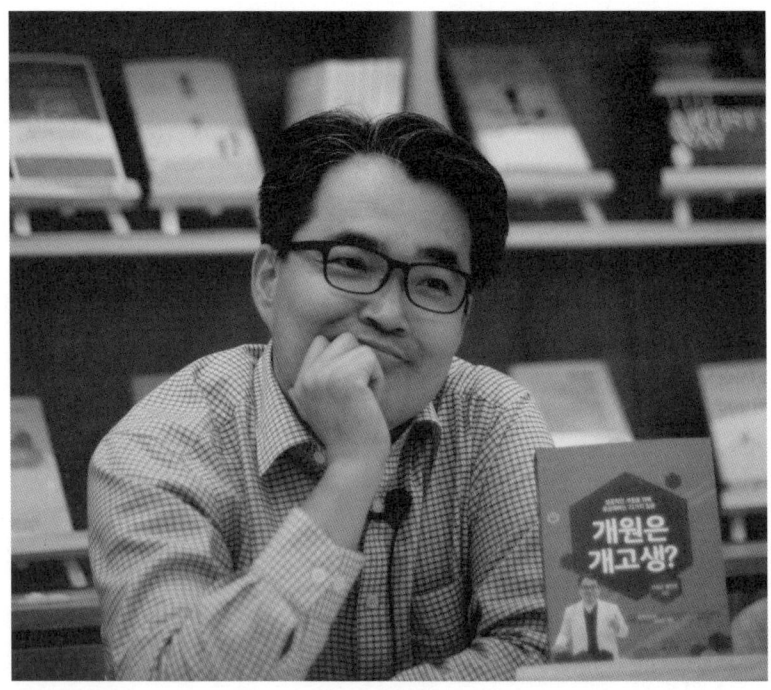

실전 병의원 마케팅을 위한 Q&A _ ❷

블로그를 제대로 활용하는 방법은?

Q1. 블로그를 잘 하는 비법은?

첫째, 양질의 콘텐츠가 답입니다. 블로그를 고품질로 꾸준하게 유지하기 위해서는 성실함과 양질의 콘텐츠 생성에 답이 있습니다. 해당 블로그를 어떤 사람이 방문할지 정확한 타깃 설정 후에는 꾸준하게 양질의 콘텐츠를 만들어 올려야 합니다.

둘째, 잘나가는 블로그를 벤치마킹하는 것이 좋습니다. 네이버는 매달 주제를 정해 이달의 블로그를 선정해 소개하고 있습니다. 단순히 방문자 수만 많은 블로그가 아닌 해당 블로그만의 특성을 가지고 양질의 콘텐츠를 올리고 있는 블로그를 소개하고 있는데, 블로그를 전반적으로 살펴보며, 어떻게 운영해야 사람들에게 인정받고 사랑받는지를 파악합니다.

셋째, 경쟁사 블로그의 장단점을 분석합니다. 파워블로그보다 더 중요한 부분입니다. 동종 업계 블로그는 어떤 식으로 운영하고 있는지 살펴보는 일인데, 꼼꼼하게 블로그를 살펴보면 좋은 점과 아쉬운 점이 보이게 됩니다. 핵심 경쟁 블로그 몇 군데를 정해서 공통적으로 나타나는 장단점을 파악하고 보완하여 자신의 블로그에 적용합니다. 경쟁사 블로그 분석 요소로는 게시글 수, 일일 방문자 수, 인기 게시글 키워드, 공감 수와 댓글 수, 업로드 주기 등이 있습니다.

Q2. 블로그 운영에서 중요한 것은?

첫째, 기획이 먼저입니다. 병원 홍보 목적으로 블로그를 만들었다면, 목적에 맞는 철저한 사전기획이 필요합니다. 병원 운영 시에 비전을 공유하기 위해 슬로건을 만드는 것처럼, 블로그 운영에 있어서도 목적과 방향을 잃지 않기 위해 충분한 준비를 통한 기획이 필요합니다. 병원 방문이라는 최종 목적에 맞춰 일관된 병원 홍보와 정보전달을 위한 운영 계획을 세웁니다.

둘째, 개인 블로그가 아닌 병원 홍보를 최종 목적으로 하는 블로그이기 때문에 어떤 사람이 블로그를 방문할지 정확한 파악이 중요합니다.

셋째, 목표 환자고객과 확산 고객을 잡아야 합니다. 만약 병원의 핵심 고객을 3~40대로 잡는다면, 블로그 운영은 3~40대에 맞춰서 운영하면 되는 것이 아닙니다. 목표 환자 고객의 연령대가 3~40대일지라도 이를 둘러싸고 있는 확산 고객을 잡는 것이 키포인트입니다. 질환이 생겼을 때 병원을 알아보는 사람이 꼭 본인이라는 틀을 벗어나야 합니다. 알아보는 주체가 자식이 될 수 있고 친구도, 부모도 될 수 있기에 전 연령대를 생각하며 블로그 운영 및 콘텐츠를 신경 쓰며 관리해야 합니다.

넷째, 블로그를 시작하면 블로그 성격에 맞는 일관된 콘텐츠 생성과 동시에 꾸준하게 유지, 관리해야 합니다. 블로그를 운영하다가 중단하거나 포스팅 주기가 불안정하면 오히려 안 하니만 못할 정도로 독이 됩니다. 일관성을 가지고 지속적인 운영을 해야 합니다.

· · · ·

Q3. 블로그 운영 시 주의해야 할 점은?

첫째, 악마의 유혹을 이겨내야 합니다. 처음 블로그를 시작하고 운영하다

보면, 꾸준한 관리가 생각보다 어렵다는 걸 알게 됩니다. 그러다보니 자연스럽게 쉬운 방법을 선택하게 되는데, 다른 사람의 글을 복사하고 붙여넣기를 한다거나, 기존 포스팅을 비슷하게 재생산하는 편법을 사용하게 됩니다. 네이버는 바보가 아닙니다. 네이버에서 지속적으로 개발하고 있는 자체 알고리즘에 의해 결국 편법이 드러나게 되고, 이는 블로그 품질 저하로 이어지게 됩니다. 네이버가 외면하면 실패하는 블로그가 되니, 하나하나 정성을 들여야 합니다.

둘째, 대표성을 띠는 공식채널임을 잊지 말아야 합니다. 병원을 홍보해서 신뢰를 얻어 결국은 오프라인 방문으로 이어지게 만드는 것이 블로그 운영의 궁극적인 목표입니다. 개인 블로그가 아닌 공식 채널이기에 신중해야 합니다. 블로그 관리자는 병원장과 충분한 커뮤니케이션을 통해 병원이 지향하는 비전을 공유하고, 블로그 관리 방향성을 잡아나가야 합니다. 문제 소지가 될 만한 것(사진, 허위/과장광고 등의 표현)을 제거하고 글 작성과 함께 이미지 사용에도 세심한 주의(저작권 문제)를 기울여야 합니다.

· · · ·

Q4. 블로그 글의 주제는 어떻게 선정하는가?

입장 바꿔 생각해보면 됩니다. 사람들이 어떤 주제의 글을 찾고, 또 좋아할지 생각해보면 쉽게 답을 찾을 수 있습니다. 사람들의 궁금해 하는 부분을 찾아 이를 해결해주는 내용을 올리면 됩니다.

사람들이 궁금해 하는 부분들은 정말 다양합니다. 어떤 사람은 이 병원의 시설이 어떤지 궁금할 테고, 어떤 사람은 병원의 운영시간과 규모 등이 궁금하고, 또 어떤 사람은 의료진의 실력이 궁금할 거라 생각합니다. 이런 다양한 궁금증들을 파악하고 분류해서 보는 사람들의 궁금증을 해결하면서 동시에 흥미롭게 풀어내야 하는 게 포인트입니다.

두 번째로 사람들이 요즘 관심 있어 하는 분야/주제/유행을 파악해야 합니다. 이를 이용해 병원의 강점을 글에 녹여내야 합니다. 지루한 의학정보 나열이나 단순 병원 홍보 글은 관심받지 못합니다. 핫 키워드를 이용해 사람들이 관심을 유도해야 합니다.

● ● ● ●

Q5. 감성 블로그가 도움이 되는가?

감성 블로그는 큰 도움이 됩니다. 인터넷에 널린 게 단순 의학지식 정보인데 굳이 내가 운영하고 있는 블로그를 봐야 하는 이유가 있어야 합니다. 힘을 빼고, 의사의 인간적인 면모를 드러낼 수 있는 블로그 혹은 카테고리가 있다면 병원을 이용하려는 사람들의 신뢰를 얻을 수 있는 계기가 될 거라 확신합니다. 사람들에게 반드시 이 병원이어야 하는 이유를 표현하는 게 포인트입니다.

Q6. 블로그 작성 시 키워드 선정을 잘하는 방법은?

이용자들은 문장으로 검색하지 않고, 단어 위주로 검색합니다. 이러한 핵심 단어를 캐치하는 것이 키워드 잡기입니다. 만약 수원에 있는 항문외과를 검색하고자 하면, [수원 항문외과]라고 검색합니다. 이렇듯 원하고자 하는 정보를 얻기 위해 검색을 할 때 질문의 요점이 되는 단어라고 생각하면 됩니다.

핵심 키워드를 잡기 위해서는 '키워드 도구'를 사용해야 합니다. 키워드 도구는 광고 시스템의 '도구 키워드 도구' 메뉴를 통해 이용할 수 있는데, 키워드 창에는 한 줄에 하나씩 최대 5개까지 키워드를 입력할 수 있습니다. 조회하기 버튼을 누르면 해당 키워드에 대한 정보를 조회할 수 있으며 추가로 다른 키워드에 대한 정보를 검색하고 싶다면 이전의 키워드를 지우고 다시 입력하면 됩니다. 이외에도 키워드 도구를 통해 해당 키워드의 월간 검색수와 추이, 월평균 클릭 수, 월평균 클릭률, 검색 사용자의 성별, 나이대 등 상세 데이터를 확인할 수 있습니다. 정확한 수치를 기반으로 어떤 키워드가 이용자들에게 인기 있는지 파악하는 게 중요합니다.

월간 검색수	최근 한 달간 네이버를 이용한 사용자가 PC 및 모바일에서 해당 키워드를 검색한 횟수
월간 클릭수	최근 한 달간 사용자가 해당 키워드를 검색했을 때, 통합검색 영역에 노출된 광고가 받은 평균 클릭수
월평균 클릭률	최근 한 달간 해당 키워드로 통합검색 영역에 노출된 광고가 받은 평균 클릭률 (클릭수÷노출수=클릭률[%])
경쟁 정도	최근 한 달간 해당 키워드에 대한 경쟁 정도를 PC 통합검색 영역 기준으로 높음/중간/낮음으로 구분한 지표. 다수의 광고주가 추가한 광고일수록 경쟁 정도가 높음
월평균 노출 광고수	최근 한 달간 사용자가 해당 키워드를 검색했을 때 PC 통합검색 영역에 노출된 평균 광고 개수. '경쟁 정도' 지표와 함께 키워드의 경쟁 정도를 가늠해볼 수 있음

Q7. 블로그에 올릴 사진을 잘 찍는 요령은?

제목과 대표 사진은 사용자들의 클릭을 유도하는 데 중요한 역할을 합니다. 클릭을 유도하는 제목과 대표사진을 설정해야 합니다. 사람들이 특정 정보를 알고 싶어 검색했을 때, 어떤 부분을 제일 먼저 보고 클릭할까요? 바로 제목과 대표 사진(섬네일)입니다. 아무리 상위에 노출된 글이라도 광고 같은 느낌이 든다면 해당 포스트는 외면받을 수 있습니다. 조금 아래에 노출되더라도 제목과 대표 사진만 잘 설정하면 충분히 사람들의 클릭을 유도할 수 있습니다.

따라서 글을 발행하기 전에 가장 신경 써야 하는 부분이 바로 제목과 대표 사진인데, 제목의 경우 정답은 없습니다. '어떤 제목을 클릭하고 싶을까?'를 열심히 고민하는 방법밖에 없고, 사진도 마찬가지입니다. '내가 검색 사용자라면 어떤 사진을 넣었을 때, 클릭하고 싶을까?'를 고민해서 설정해야 합니다.

특히나 사진은 블로그 품질에 큰 기여를 하는 부분입니다. 글의 내용과 맞지 않은 이미지를 올리면 품질저하의 요인이 되고, 반대로 고퀄리티의 적절한 사진이 올라가면 품질향상에 기여합니다. 전문적인 작가를 고용하여 고퀄리티 사진을 얻는 게 가장 좋겠지만, 현실적으로 그럴 수 없기에 원본으로 사진 촬영 후에 후보정으로 최대한 깨끗하고 적절한 이미지를 얻는 게 최선의 방법입니다.

사진을 잘 찍기 위해서는 첫째, 사진은 원본으로 깔끔하게 촬영합니다. 처음부터 카메라 필터 앱을 이용해 찍으면, 나중에 사진 보정을 할 때 사진품질이 너무 떨어져 애매하게 되는 경우가 많습니다. 카메라 기본 앱을 이용해 화질을 신경 쓰며 촬영합니다.
둘째, 네이버 사진편집 도구를 이용합니다. 네이버 스마트 에디터 ONE에서 사진을 쉽고 편하게 편집할 수 있습니다. 블로그 한 포스트에 업로드

할 수 있는 사진은 최대 50장, 용량은 100메가바이트입니다. 사진 속성 편집 도구에서는 사진정렬, 교체, 크기변경 등의 기본적인 작업을 할 수 있고, 스마트 에디터 원에서는 10가지 사진편집 기능을 제공하는데, 크기/자르기, 회전/필터/보정/텍스트 등의 기능을 제공합니다. 이를 이용해 고품질의 사진을 만들어 올릴 수 있습니다.

Q8. 블로그에 올릴 그래픽을 잘 만드는 요령은?

글 내용의 핵심을 5줄로 요약해보고, 각 내용을 한 장의 그래픽으로 만든다고 생각하면 비교적 쉽게 접근할 수 있습니다. 가장 좋은 방법은 무료 이미지를 이용해 직접 만들어 사용하는 것인데, 이유는 네이버 알고리즘이 퍼온 이미지나 그래픽 등을 파악해 품질저하를 줄 수 있기 때문입니다. 아무리 메타정보를 지워도 한계가 있으니 직접 만든다고 생각하는 것이 좋습니다. 저작권 없는 무료 이미지를 찾는 것도 좋습니다.

첫째, 네이버 스마트원 내 무료이미지를 활용합니다. 네이버에서는 블로그 내 글감 기능에서 무료 사진을 검색할 수 있는 기능이 있습니다. 이를 이용해서 이미지를 적절하게 만들어 사용할 수 있습니다.

둘째, 픽사베이를 활용합니다. 190만 개의 이미지와 비디오를 무료로 이용할 수 있는 웹사이트입니다. 대부분 저작권이 없기에 누구나 자유롭게 사용할 수 있습니다.

셋째, 망고보드를 활용합니다. 망고보드는 다양한 온라인 이미지를 쉽게 제작할 수 있는 서비스입니다. 카드뉴스 및 동영상 등을 쉽고 다양하게 제작할 수 있습니다.

Q9. 블로그에 올릴 동영상을 잘 찍는 요령은?

요즘은 동영상이 대세인 시대를 살고 있습니다. 유튜브 이용률만 봐도 얼마나 중요한지를 알 수 있는데, 네이버 블로그에서도 동영상 편집 기능을 강화하여 쉽게 영상을 편집해서 올릴 수 있습니다. 재미있고 유익한 영상은 사람들의 시선을 끌고, 블로그 지수를 높이거나 상위에 노출시키는 데 확실히 도움을 줍니다. 네이버 블로그에서 동영상을 삽입하는 방법으로는 자신이 찍은 동영상을 직접 올리는 방법과 기존 동영상의 링크를 삽입해 올리는 방법이 있습니다.

요즘은 스마트폰 기능이 좋아져서, 동영상 편집 앱으로 고퀄리티 영상을 편집해 블로그 업로드가 가능해졌습니다. 이전까지만 해도, 전문 편집 프로그램으로만 가능했던 편집 기술들이 터치 한 번으로 가능해졌으니, 스마트폰 앱을 이용하면 좋습니다. 고화질로 설정하여 촬영하면, 편집과정에서 화면이 깨지지 않고 원본 퀄리티를 유지할 수 있습니다.

Q10. 블로그 글을 원장이 직접 작성해야 하는가?

병원의 대표 의료진이 자신의 생각과 비전을 직접 블로그에 올린다면 기대 효과가 클 것이라 생각합니다. 직접 운영하면 더없이 좋겠지만, 상황의 여의치 않다면, 주요 관계자가 병원의 비전과 철학을 잘 보여줄 수 있는 카테고리를 운영하는 방법이 있습니다.
다만 운영 방향에 대해서는 병원장이 직접 체크해야 합니다. 오해의 소지를 불러일으킬 글이나 이미지를 통제하고, 병원과 의료진의 특성을 나타낼 수 있기 때문에 관리 측면에서는 꼼꼼하게 확인하는 것이 좋습니다.

Q11. 블로그 운영을 도와주는 업체 선정 시 주의할 점은?

첫째, 느리지만 제대로 운영하는 업체가 좋습니다. 단순한 통계자료를 내밀면서 뭐든 다 해준다는 업체를 가장 경계해야 합니다. 네이버 사장이 아닌 이상 뭐든 다 가능하다는 건 거짓말입니다. 자극적인 요소로 단순 방문자들이 들어오는 블로그가 아닌, 수가 적더라도 실제로 병원 방문을 고려하는 사람들이 들어오는 블로그를 지향해야 합니다. 병원의 특성을 잘 파악하고 이에 맞는 양질의 콘텐츠를 생산하고, 조금 느려도 정석으로 가는 업체를 선정해야 합니다.

둘째, 피드백이 빠른 업체가 좋습니다. 실제로 병원장들이 공통적으로 말하는 가장 큰 애로사항 중의 하나는 요구사항을 전달하면 회신이 함흥차사(咸興差使)인 것입니다.

셋째, 병원과 함께 블로그 운영에 있어 긴밀한 관계를 유지하며, 같은 비전을 공유할 수 있는 곳으로 신중히 선택해야 합니다.

Q12. 블로그 글이 포털 사이트 상단에 노출되게 하는 비결은 무엇인가?

어떤 글은 상단에 노출되는데, 또 어떤 글은 아래에 내려가 있는지 모두가 가장 궁금한 부분입니다. 이에 대한 답은 네이버가 자체적으로 만든 알고리즘에 있습니다. 네이버 알고리즘은 사용자들이 선호하는 글 또는 문서와 그렇지 않은 문서 표본을 구성한 후 사람들이 원하는 정보를 상위에 노출시켜줍니다. 그래서 양질의 좋은 글들은 상위로 올려서 많은 사용자들이 볼 수 있게 만들어 주고 (상위 노출) 질이 떨어지는 글들은 아래로 내립니다.

중요한 건 좋은 문서를 판단해 상위로 올려주는 알고리즘은 계속해서 기준이 변하고 있다는 것입니다. 그렇기 때문에 알고리즘의 핵심을 파악하는 게 어렵고, 예전 방식만을 고수해서도 안 됩니다. 다시 한 번 강조하자면 양질의 글을 생산하면, 자연스럽게 네이버 알고리즘이 상단으로 노출시켜줍니다. 즉, 좋은 키워드를 잡아 콘텐츠를 만들면 상단에 노출이 됩니다.

네이버 알고리즘은 앞으로도 계속 변하기 때문에 알고리즘의 요소 하나하나에 집중하기보다는, 다시 기본으로 돌아가 검색 사용자가 만족할만한 양질의 문서, 남들과 차별화되는 본인만의 콘텐츠를 만드는 데 더 집중해야 합니다.

Q13. 한 달에 몇 편 정도의 블로그 글이 적당한가?

정확한 수치를 네이버 블로그에서 공개하고 있지는 않지만 최소 1주일에 2~4번 이상 꾸준한 업로드가 블로그 품질 향상에 기여한다고 관계자들은 이야기합니다.

Q14. 블로그 글의 부정적 댓글을 관리하는 요령은?

부정적인 댓글을 지운다고 능사가 아닙니다. 악의적인 댓글을 제외하고, 부정적인 의견은 병원이 좋은 방향으로 도약할 수 있는 지표 중의 하나라고 본다면, 마냥 나쁜 건 아닙니다.
악의적인 댓글이나 무시할만한 댓글은 지우거나 밀어내기로 관리하고, 귀 기울여야 하는 댓글은 오해의 소지가 있다면 충분한 답글을 통해 부정적 상황을 긍정적으로 돌린다면 훨씬 좋은 결과를 가져올 수 있습니다.

Q15. 고객들이 개인 블로그에 우리 병의원의 글을 작성하게 유도하는 방법은?

크게 2가지 방법이 있습니다. 블로그 후기 작성 등의 이벤트를 통해 인위적으로 유도하는 방법과 고객이 병원 진료 과정에서 감동하여 스스로 후기를 남기는 방법입니다. 당연한 이야기지만, 의도를 갖지 않고 자발적으로 작성하는 후기들이 큰 힘을 갖습니다. 후기를 남기게 하기 위해서는 고객을 감동시켜야 합니다.

고객들이 우리 병원을 찾는 이유는 결국 의사가 본인의 상태를 정확하게 진단하고, 치료를 통해 완쾌하고 싶기 때문입니다. 결국 고객은 내게 큰일이 없을 거라는 기대감과 나아질 거라는 믿음을 의료진을 통해 확신을 갖고 싶은데, 이 과정을 역으로 이용한다면, 의료진들이 고객들을 대할 때 이 마음을 정확히 이해하고, 진료에 임한다면 감동으로 결과를 만들어 낼 수 있습니다. 자발적인 블로그 후기 작성을 위해서는 '병원 이용 경험'이 좋아야 합니다.

실전 병의원 마케팅을 위한 Q&A_3

유튜브를 제대로 활용하는 방법은?

Q1. 병의원에서 유튜브 채널을 만들 필요가 있는가?

유튜브는 무한한 접근성을 바탕으로 해당 병원의 특징을 잘 살린 콘텐츠를 효과적으로 노출할 수 있는 훌륭한 SNS 마케팅 도구가 될 수 있습니다. 유튜브를 통해 병원과 원장에 대한 믿음과 신뢰, 병원 철학과 비전 그리고 시설물 등을 활자가 아닌 영상으로 보여 줌으로써 오감으로 간접 체험을 할 수 있게 합니다.

유튜브 채널은 병원을 브랜딩화할 수 있는 가장 큰 무기가 될 수 있습니다. 유튜브 채널 개설에 있어 가장 중요한 부분은 비용을 들인만큼 매출로 이어지느냐 하는 문제입니다.

Q2. 유튜브 채널 운영 시 주의할 점은?

창작의 제한 없이 오락과 흥미에 초점을 맞추는 유튜브는 자유성으로 사람들에게 호응을 받고 하나의 트렌드를 이끌었으나, 시간이 지날수록 전문 인력의 부족으로 콘텐츠 발굴 및 제작 영상 품질에서 현저한 질적 저하를 보이고 있습니다. 조회수를 목적으로 채널을 운영하게 되면 자극적인 소재가 나올 수밖에 없기 때문에 무엇보다 환자·고객 입장에서 그들이 가장 궁금해 하는 것이 무엇인지 고민하고 콘텐츠를 제작해야 합니다.

둘째, 전문가를 자처하는 개인 의사 유튜버들이 늘어나면서 조회수 장사라는 말이 나올 정도로 자극적으로 방송하거나 개인 의견을 마치 공인된 의견인 양 제시하는 사례를 많이 봤습니다. 유튜브 채널의 가장 큰 모순이며 경계해야 하는 부분입니다. 자칫 많은 이들의 호기심을 끌기 위해 처음의 순수 의도와는 다르게 영리적인 목적의 채널로 비출 수 있음을 경계해야 할 것입니다.

셋째, 화려해 보이는 이면에는 사장된 채널도 존재합니다. 의욕이 앞섰던 초기와 달리 기획력과 정보 구성, 이를 동영상 미디어로 편집하는 인원도 갖춰지지 않아 말 그대로 방치된 채널도 다수 존재하는 것입니다. 이는 병원과 원장에 대한 신뢰의 상실로 이어질 수 있는 문제입니다. 이럴 경우에는 과감하게 폐쇄하는 것도 좋은 방법이 될 것입니다.

Q3. 한 달에 몇 편 정도의 유튜브 영상을 촬영하는 것이 좋은가?

보통 한 달 기준으로 6~8회가 적당합니다. 하지만 최초 유튜브를 개설하여 운영 시 보다 많은 사람들에게 콘텐츠에 대한 믿음과 기대감을 주기 위해서는 적어도 20여 편 정도의 영상은 데이터베이스화가 되어 있어야 합니다. 해당 병원에서 가장 필요로 하는 진료과목에 대한 소개와 질환 안내 그리고 환자·고객들이 궁금해 하는 기본적인 영상을 미리 제작하여 운영할 필요는 있습니다.

Q4. 유튜브 채널을 관리해주는 업체를 선정 시 주의할 점은?

첫째, 데이터를 요구해야 합니다. 어느 병원의 채널을 운영하고 있고 그에 대한 데이터를 요구하면 제출할 수 있는 업체는 얼마 되지 않을 것입니다. 둘째, 과도하게 비싸게 운영 금액을 책정하는 업체 역시 피해야 할 대상입니다. 채널 관리에 있어 적정가는 없지만 과하다고 생각되는 경우에는 반드시 비교해볼 필요는 있습니다. 최근 구독자 증가와 조회수 증가 등의 조건을 걸고 광고를 하는 많은 업체들이 있습니다. 이는 단순한 데이터 증가에 의미를 둘 수 있지만 과연 그러한 작업들이 병원을 찾는 환자·고객들로 이어지는가에 대한 의구심은 있습니다. 이러한 미끼에 현혹되지 말고 유튜브 채널을 운영함에 있어 '우리 병원'이라는 사명감과 책임 의식을 가지고 있는 업체를 선정해야 할 것입니다.

● ● ● ●

Q5. 유튜브 조회수를 올릴 수 있는 비결은?

첫째, 원장이 얼마나 충실하게 설득력 있게 그리고 지루하지 않게 양질의 콘텐츠를 보여주는지가 중요합니다.

두 번째는 제목이 중요합니다. 예를 들어 '치질 수술 후 관리방법'이라는 제목보다는 '치질 수술 하신 분들 이 영상 꼭 보세요.'라는 제목이 더 효과적입니다.

세 번째는 콘텐츠 업로드의 꾸준함 지속성과 채널 운영자 즉, 원장과의 소통 능력입니다. 정기적이지 않은 단발성 이벤트로 끝나는 채널에는 당연히 관심도가 떨어집니다. 또한 영상에 대한 호기심과 질문으로 댓글을 달았음에도 불구하고 답변이 이루어지지 않는 채널에 관심을 가질 구독자는 적습니다.

네 번째는 알고리즘에 대한 이해가 필요합니다. 물론 유튜브의 노출 알고리즘은 정확히 알려지지 않습니다. 하지만 유튜브의 알고리즘 시스템에 대한 이해는 조회수를 높일 수 있는 중요한 요소가 될 것입니다.

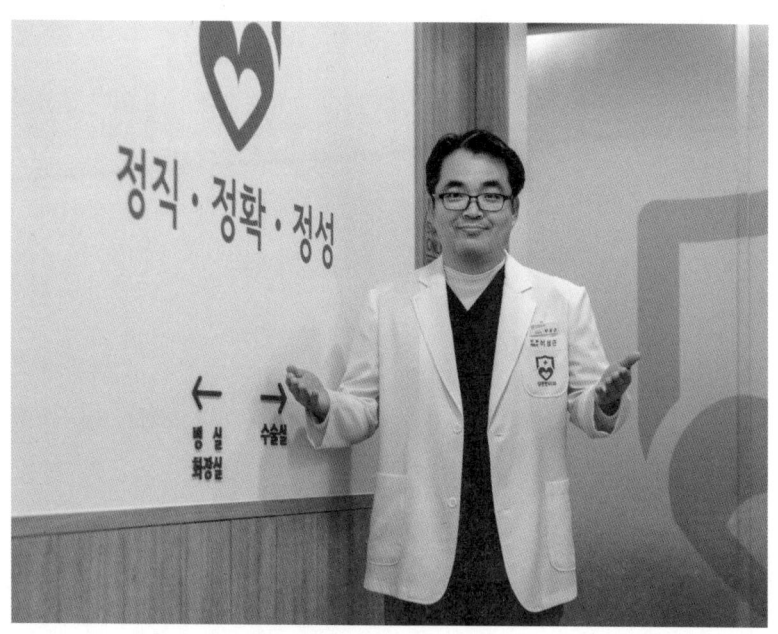

실전 병의원 마케팅을 위한 Q&A_❹

영상홍보를
제대로 활용하는 방법은?

Q1. 어떤 내용의 병의원 홍보 영상을 촬영하는 것이 좋은가?

우선 영상물 제작을 의뢰하는 병원의 '진료과목'과 '목적'에 따라서 달라집니다. 예를 들어, 병원이 '성형외과'라면 병원의 브랜드 이미지를 강화하는 취지의 영상물을 제작하는 것이 좋겠고, '전문수술'을 하는 병원이라면 의료진의 숙련도나 장비의 우수성을 드러내는 목적의 영상물을 통한 병원의 신뢰도 제고가 더 중요할 것입니다.

'병원의 전체 이미지를 표현하는 영상, 병원의 전문성을 표현하는 영상,

의료진에 대해 의료소비자가 교감할 수 있는 영상'이 우선 필요합니다. 때로는 감성적인 영상이 더 효과적이고, 때로는 정보전달을 설득력 있게 표현하는 영상물이 효과적일 수 있습니다.

····

Q2. 병의원 홍보 영상을 잘 활용하는 방법은?

첫 번째는 블로그와 홈페이지에 활용하는 것입니다. 요즘에는 네이버에서 동영상 포스팅을 점차 강화하고 밀어주고 있습니다. 따라서 병원 블로그에 동영상을 삽입하면 그 포스팅이 가점을 받아 검색 순위 상위에 랭크됩니다.

두 번째로 로비 혹은 대기실 TV에 활용합니다. 대기실 TV를 우리병원의 홍보 수단으로 활용하여 홍보영상을 방영하면 고객들은 병원이 만들어 놓은 브랜드 이미지 안으로 자연스럽게 빨려들어 갈 것입니다.
또한 유튜브 콘텐츠 등을 통해 고객들에게 꼭 필요한 정보전달까지 해준다면 고객들의 병원과 의료진에 대한 신뢰뿐 아니라 친밀도까지도 자연스럽게 올라가게 됩니다.

Q3. 병의원 홍보 영상은 언제 촬영하는 것이 좋은가?

홍보영상은 개원 시에 하는 것이 아마도 가장 효과적일 것입니다. 아직 병원이 그 지역에서 특정한 이미지를 형성하기 전으로 새로운 이미지를 구축하면 도움이 됩니다.
그러나 이미지 개선을 위한다거나 병원의 홍보가 지금까지 적극적이지 않았다면 지금 하셔도 좋습니다.

Q4. 병의원 홍보 영상 촬영 시 주의해야 할 점은?

의료법을 위반하지 않는 것이 가장 핵심입니다. 따라서 촬영 시에 병원의 장점 등을 부각하면서 이 부분이 문제가 될 소지가 있는지 항상 신경 써야 합니다.
또한, 촬영이 진료시간 중에 어쩔 수 없이 이루어져야 한다면 고객들에 방해가 되지 않도록 해야 하며, 일부는 촬영에 협조가 필요한 부분이 발생할 수 있기에 의료진과 또 고객들과의 협의가 반드시 필요합니다.

Q5. 병의원 홍보 영상 촬영 업체를 선정 시 주의할 점은?

병원 홍보 영상제작 경험이 있는지가 중요하며, 있다고 하더라도 영상물의 퀄리티를 확인하는 것이 필요합니다.
또한 영상물의 경우 1차 제작이 완료된 이후에 수정사항 등이 발생하게 될 요인이 많은데, 다수의 경우 수정 시마다 수정 비용이 따로 청구됩니다. 따라서 수정 요청 시 그에 대한 조건이 어떻게 명시되어 있는지 반드시 확인이 필요합니다.

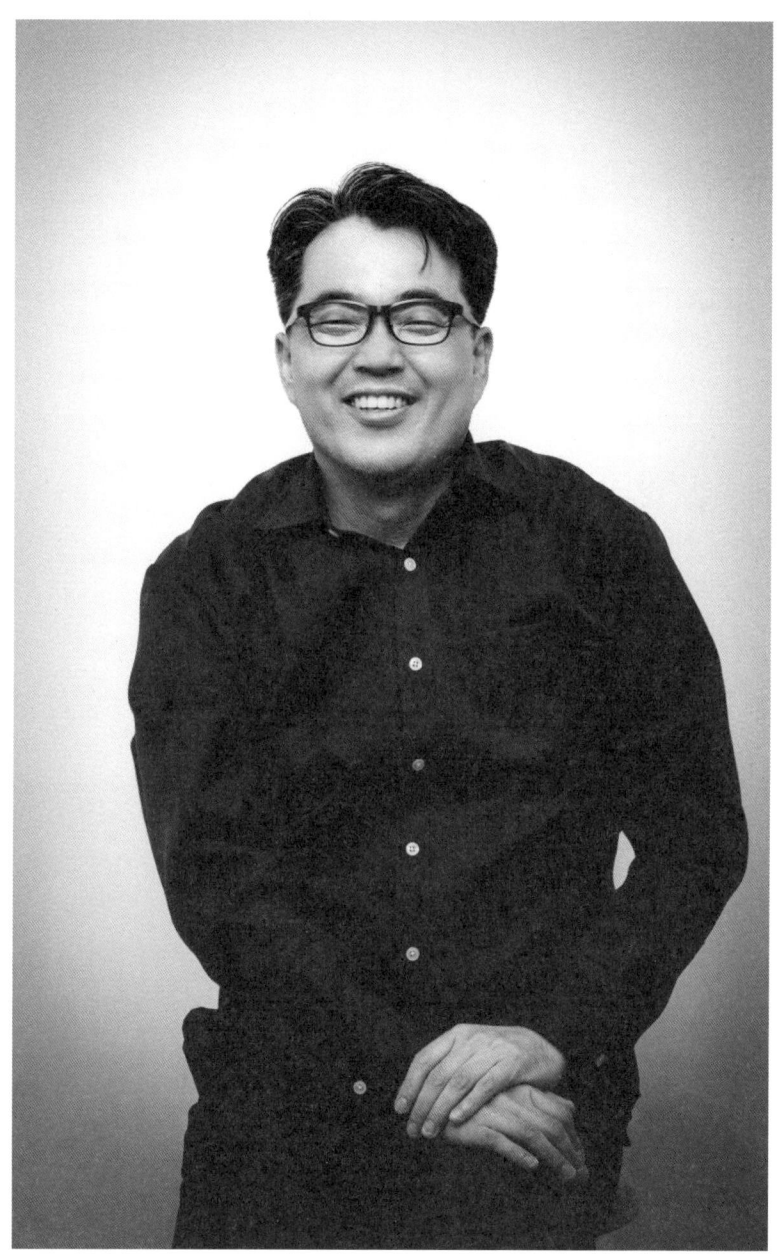

📗 참고도서 목록

『병의원 경영은 개고생?』에 대한 내용은 제가 읽은 150여 권의 내용을 참고하였습니다. 각각의 책을 5번 정도 읽으면서 중요한 내용을 발췌해서 기록해두었고 그 내용들로 글을 작성했습니다.
150여 권의 참고 문헌을 첨부하였고 각각의 내용이 어느 책에서 발췌했는지는 따로 표기하지 않았습니다.
150여 권의 저자와 출판사에 이 자리를 빌려 감사드립니다.

- 잘되는 병원에는 행복한 문화가 있다(웅진윙스/조현 저)
- 누가 내환자를 훔쳤을까(명문출판사/김태훈 저)
- 병의원 만점세무(스타리치북스/텍스홈앤아웃 저)
- 병의원 CEO의성공키포인트80

  (노보컨설팅/니이야타케노부지음:김영설, 정용엽[공]편역.)
- 개인병의원 세무 실무(코페하우스/이종갑,차동주 저)
- 나는 1인 병원 의사다(주환미디어/김상환 저)
- 박인출의 별난 병원 성공 비결(북앤에듀/박인출 저)
- 다시 알아야할 병원 마케팅(21세기 북스/정혜연)
- 원장과 스탭이 꼭 알아야할 병원 마케팅(지식공동/한국병원마케팅협회 저)
- 병원혁신프로젝트 일류병원으로 간다 HOSPITAL(한언/피플퀘스트 저)
- 병의원 세무 가이드북(매일경제/신방수, 이인법, 김성진, 임종효 저)
- CHANGE OR DIE! 고객 졸도 서비스(중앙경제 평론사/문충태 저)

- UCLA 헬스시스템이야기(청년의사/조셉A, 미첼리 저: 이상규 옮김)
- 메이요 클리닉 이야기(살림BIZ/레너드L, 베리, 캔트D,센트먼 저: 김성훈 옮김)
- 중소병의원 경영AID(보문각/중소병의원 경영AID:이용철 등 저)
- 전문가로 우뚝 선다 병원 코디네이터

  (군자출판사/김정아, 김경미, 박범석, 오보경, 이수정, 정희진, 최정은 저)
- 이훈영교수의 의료서비스 마케팅(청람/이훈영 저)
- 의료서비스 마케팅(보문각/박종원, 최종춘, 강도원, 최용길 저)
- 대학생과 실무자를 위한 의료경영

  (대경/우경환, 고재석, 강동주, 이성학, 장성석 저)
- 경영전략을 위한 병원 CRM(정림사/김창태 저)
- 의료서비스 마케팅(포널스 출판사/이종경 저)
- 2011 병의원 세무 노무 가이드북(의료정책연구소/임금자, 최진우 저)
- 잘되는병원 안되는병원(신흥인터내셔날/박상섭 저)
- 의료전문가를 위한 경영의 원리(시그마프레스/JOAN GRATTO LIEBLER, CHARLES R. MCCONNELL :권영대 옮김)
- 의료시장을 움직이는 생각의 시작, C.A.R,E(삼성경제연구소/최진희 저)
- NEW 병원 재무관리(보문각/양동현, 감형규 저)
- 패치애덤스 게준트하이트 무료건강병원이야기

  (학지사/PATCH ADAMS, MAUREEN MYLANDER:임종원 옮김)
- 병원 코디네이터가 병원을 치료한다(계축문화사/이욱헌 저)

- 효과적 의료서비스 마케팅을 위한 의료소비자행동의 이해(보문각/안상윤 저)
- 때로는 병원도 아프다(매일경제신문사/송재순 저)
- 행복한 병원 만들기 지침서 행복한 병원 행복한 환자
  (군자출판사/최선, 최진희 저)
- 병원이 경영을 만나다(허원미디어/최명기 저)
- 병의원 경영의 윙맨 리더십(엘리오컴퍼티/박개성, 엘리우앤컴퍼니 저)
- 성공하는 병원의 7가지 비밀(위닝북스/이승열 저)
- 고객이 몰리는 병원들의 영업공식 1% 병원의 영업비밀(위닝북스/이세리 저)
- 병원을 살리는 고객 소통의 법칙 마법의 병원 서비스(중앙경제평론사/김근종 저)
- 병원을 살리는 마케팅 병원을 죽이는 마케팅(케이앤피북스/홍성진 저)
- 굿모닝 아침을 여는 병원 서비스(밥북/김용진, 윤지은, 이선희, 한순엽 저)
- 의사에게 성공보다 더 소중한 것(노보컨설팅/오오가네 토시히코:김영설 옮김)
- 주고받는 병의원 경영 이야기(보는 소리/배진호 저)
- 1년안에 병원매출 10배 올리기(위닝북스/전아영 저)
- 잘되는 병원에는 이유가 있다(한언/조현 저)
- 환자가 증가하는 클리닉 만들기(노보컨설팅/노보의학사업부 저)
- 피터드러커가 살린 의사들 개념편
  (21세기 북스/제원우, 김우성, 김영선, 김창식, 백석기 저)
- 피터드러커가 살린 의사들 실전편
  (21세기 북스/제원우, 김우성, 김영선, 김창식, 백석기 저)

- 잘되는 병원 무엇이 다른 걸까?(느낌이 있는 책/이시다 쇼이치 저:송영진 편역)
- 윙맨이 일하는 법 병원인재의 조건(엘리오컴퍼니/박개성, 엘리오앤컴퍼니 저)
- 세계병원에서 전략을 배운다

  (클라우드나인/제원우, 김우성, 박경수, 최유진, 김영록 저)
- 의사를 위한 재테크 가이드(엠디월드/오창석, 송승용 저)
- 의료경영전략(와이즈인헬스케어/권영대, 박성진 저)
- 디즈니병원의 서비스 리더십(김앤김북스/프레드 리 저: 강수정 옮김)
- 성공적인 병의원 경영의 열쇠 병의원 경영전략(군자출판사/이상목 저)
- 누가 위대한 병원을 만들었을까(한헌/조현 저)
- MBA의사가 말하는 잘되는 병원의 30가지 비밀(매경출판/배지수 저)
- 잘되는 병원에는 기적의 소통법이 있다

  (새로운 제안/미요시 아키시게 저: 오세웅 옮김)
- 우리병원 좀 살려주세요(다산북스/이창호 지음)
- 이기는 기업은 무엇이 다른가(책이 있는 풍경/맹명관 저)
- 병의원 경영전략(군자출판사/이상목 저)
- 개원가의 병의원 경영(엘리오앤컴퍼니/엘리오앤컴퍼니 저)
- 좋은 병원 만들기(지누/박헌 저)

🎤 저자 이성근 원장의 집필 후기 인터뷰

이성근 원장님이 운영하시는 장편한외과는 개원 후 성공적인 병원이라는 평가를 얻고 있다. 어떤 면에서 성공적이라고 할 수 있는가?

먼저 장편한외과의원을 성공적이라고 평가해주셔서 감사드립니다. '성공'에 대한 정의는 사람마다 다른데, 제가 생각하는 성공은 먼저 매출적인 면에서 만족하는 것입니다. 두 번째로는 직원이 만족하고 원장이 만족하면 성공적인 개원이라고 생각합니다. 세 번째는 장편한외과를 찾아주시는 고객들께서 만족하시는 것입니다. 그리고 나아가 지역사회에 도움이 되고 의학계에도 도움이 되는 것이라고 생각합니다. 덧붙여 스스로 질문했을 때 개원한 후가 더 행복하고 더 즐겁다면 '성공'이라고 생각합니다.

코로나19라는 악재 속에서 개원하여 병원을 1년 만에 빠른 속도로 성장시키면서도 『개원은 개고생?』과 이번 책 『병의원 경영은 개고생?』을 출간하셨다. 특별한 이유가 있다면?

『병의원 경영은 개고생?』은 저의 다섯 번째 책입니다. 제 경험을 다른 사람들에게 공유하고 싶어서 책을 쓰다 보니 벌써 다섯 번째가 되었습니다. 저의 첫 번째 책(대장항문 제대로 알고 병원 가자!)은 개원을 준비하면서 집필했고, 개원 후 저의 전공과목인 '치질'(알기 쉬운 치질)과 '대장내시경'(알기 쉬운 대장내시경)에 관한 책도 출간했습니다.

이번 책은 개원에 관련된 『개원은 개고생?』의 후속편이라고 할 수 있습니다. 『개원은 개고생?』이 개원을 하고자 하는 원장님들을 대상으로 했다면, 이번 책은 개원한 후 병의원을 경영하시는 원장들을 위한 책입니다. 부끄럽기도 하지만 저의 개인적인 경험을 공유하고, 제가 읽었던 병의원 경영 관련 서적의 핵심내용을 다른 분들께 소개하고 싶었습니다.

물론 이 책의 내용에 대해 다른 의견이 있을 수도 있지만, 그 역시 저에게 좋은 경험과 발전을 위한 조언이 되리라 생각했습니다. 나아가 이 책이 단 한 사람에게라도 도움이 된다면 의미가 있다고 생각합니다.

『개원은 개고생?』과 『병의원 경영은 개고생?』 등 2개의 시리즈를 출간하셨는데 소감을 말씀해주신다면?

너무 영광이고 한편으로 부끄럽습니다. 그리고 기쁩니다. 그리고 더 좋았던 것은 책을 집필하는 과정이 저 자신에게 너무나 큰 도움이 되었다는 사실입니다. 장편한외과 개원 후에 저는 여러 가지 도전을 했고, 그 과정에서 많이 배웠습니다. 그리고 이 책을 준비하는 과정에서도 새삼스럽게 많이 깨닫고 반성했습니다.

제가 출간한 다른 책에 비해 이 두 권의 책은 저의 속살을 내보이는 느낌이 들어 부끄럽기도 합니다. 다른 사람들과 생각이 다를 수도 있어 논쟁이 될 수도 있고 비판을 받을 수도 있지만, 굳이 제가 이 책을 낸 이유는 그럼에도 불구하고 누군가에게는 이러한 내용들이 도움이 될 것이라는 믿음 때문입니다. 단 한 사람이라도 이 책을 읽으시고 도움이 된다면 너무 영광일 것 같습니다.

원장님의 경우 지난 12년간 개원을 준비해 오신 것으로 알고 있는데 실제로 개원 준비기간은 어느 정도였는지?

개원은 실제로는 3개월 정도의 시간이 필요했습니다. 막연히 '개원해야겠다.' 라고 생각하다가 결심이 서고 나서는 개원까지 그리 오랜 시간이 필요하지는 않았습니다.

저는 개원을 위해서는 우선 '실력이 있어야 한다.' 라고 생각해서 국립암센터, 대장항문 전문병원에서 근무하면서 내공을 쌓았고, 건강검진센터와 대장항문 질환을 다루는 개인 의원에서 근무를 하면서 12년을 준비했습니다.

처음에는 '공동 개원'을 하려고 했었는데 몇 차례 시도가 무산되면서 '단독 개원'을 하기로 결정했고, 결정한 후 3개월 만에 개원을 했습니다. 12년 동안 봉직생활을 하면서 '어떤 병원으로 개원할 것인가?', '어떤 컨셉으로 할 것인가?', '어떤 진료를 주로 할 것인가?', '개원했을 때 고객분에게 신뢰를 받기 위해서 어떻게 해야 하는가?'를 많이 고민했고, 개원할 장소를 정하는 데 고민이 깊었습니다.

이 책을 집필하기 위해 개원을 준비하는 동안 150여 권의 책을 읽으시고 평균 5번씩 정독하셨다고 알고 있다. 책을 읽고 난 느낌을 말씀해주신다면?

제가 개원을 준비하는 12년 동안 150여 권의 책을 5번 정도씩 정독했는데, 여러 번 읽어도 잘 모르겠다는 생각이 들었습니다. 의학을 공부하면서 Harrison, Sabiston을 처음부터 끝까지 여러 번 읽었는데도 정확한 지식이 정리되지 않는 그런 느낌이었습니다.

제가 의과대학 시절부터 족보를 만드는 습관이 있어 봉직생활 12년 동안 수십 권의 경영 관련 책의 내용을 정리했습니다. 그리고 실제로 장편한외과의원을 개원하고 경영하면서 많은 책들에서 이야기하는 이론적인 부분과 다른 '실전'을 경험하였습니다.

물론 150권의 책은 저에게 너무나 큰 도움이 되었습니다. 이론적인 중무장이 되어 있었기에 실전이 겁나지 않았고, 깨우침의 속도가 빨랐던 것 같습니다. 장편한외과가 개원 후 짧은 시간에 안정화된 결정적인 이유는 바로 150권의 저자들이 제게 선물해준 '지혜' 덕분이 아닐까 합니다. 이 자리를 빌려 많은 저자분들에게 감사인사를 드립니다.

150여 권의 책을 읽으시고 내용을 정리하셨다고 들었다. 실제로 이 책의 내용보다 정리된 족보는 10배는 많다고 하셨는데 굳이 그 책들의 내용을 정리한 이유가 있다면?

150여 권의 책을 정리하고 보니 내용이 상당히 많았습니다. 그래서 많은 내용 중에 핵심적인 내용만을 취사선택해서 정리를 또 했습니다. 그렇게 재정리한 것만 5번이 넘는 것 같습니다. 남기고 싶은 내용은 훨씬 더 많았지만 중요한 것은 '선택과 집중'이었습니다. 병원 경영에서도 '선택과 집중'이 중요한 것처럼 말입니다. 내용이 방대해지면 독자들이 지루해하므로, 핵심내용만 여러 번 정리했습니다.

향후에 기회가 된다면 조금 더 구체적으로 병의원 경영에 관해서 집필하려 합니다. '직원 관리, 고객 관리, 마케팅, 병원 관리'의 영역으로 나눠서 책을 집필하려고 합니다. 그때도 많은 분들의 관심과 응원을 부탁드립니다.

2021년 7월에 출간된 『개원은 개고생?』이 개원을 준비하고 있는 의사를 위한 책이었다면 이번 『병의원 경영은 개고생?』은 개원을 하신 원장님들을 위한 책이다. 구체적인 독자설정을 생각하신 부분이 있다면?

이번 책은 병의원을 경영하고 계시는 개원의들을 위한 책입니다. 특히 개원하고 시간이 얼마 지나지 않은 분들을 위한 책이라고 할 수 있습니다. 최근에 개원하시고 병의원을 성공시키기 위해 치열하게 고민하시고 계시는 원장님들을 위해서 저만의 족보를 소개하고자 했습니다.
그리고 개원을 생각하고 계시는 의사들에게도 '개원 후에는 어떻게 해야 되는가?'에 대한 질문에 대한 해답을 찾는 데 도움을 드리고자 노력했습니다.

이미 유튜브에서 'Dr.개고생'이라는 채널을 운영하면서 개원에 관한 내용을 다루시고 계시다. 유튜브에서 이에 대한 반응은 어떠한가?

'Dr. 개고생'이라는 유튜브 채널을 개설하고 나서의 반응은 기대 이상으로 뜨거웠습니다. 제가 개원하고 얼마 되지 않아 장편한외과를 내원하시는 고객분들을 위해 '엉덩이대장'이라는 유튜브 채널을 만들어서 운영했는데, 그 경험을 살려 '개원을 생각하고 고민하는 의사들'을 위해 만든 유튜브 채널이 'Dr. 개고생'이었습니다. 많은 분들께서 관심을 가져주시고, 응원을 보내주셔서 너무 감사했습니다.
저의 작은 노력이 누군가에게 도움이 되고 있다는 것을 느낄 수 있어서 개인적으로 너무 기분이 좋았습니다. '암흑 같은 상황에서 한줄기 빛을 비추는 느낌이었다.' 라고 하는 댓글이 기억에 남습니다. 재능기부로 시작된 'Dr. 개고생'이 이제는 점점 업그레이드되고 있고, 실력 있는 전문가들을 초대하여 대화를 나누는 유익한 채널로 도약하고 있습니다. 'Dr. 개고생'을 애청해주시는 모든 분들께 이 자리를 빌려 감사드립니다.

이 책을 집필하기 전에 여러 원장님들을 찾아뵙고 병원경영에 관한 내용을 정리한 것으로 알고 있다. 실제로 인터뷰한 원장님들과 어떤 주제들이 오갔는지 간단히 설명해주신다면?

많은 원장님들을 만났고, 그중 일곱 분 정도와 함께 유튜브 채널 방영을 위한 촬영도 했습니다. 병의원을 경영하면서 고민하게 되는 문제들을 주로 다뤘습니다. 어찌 보면 저의 고민을 풀기 위한 멘토와의 대화였습니다. '고객 관리, 마케팅 관리, 직원 관리, 병원 관리'라는 주제를 가지고 한 가지 주제 당 두세 분의 원장님을 만났습니다. 실제로 병원을 경영하시는 원장님들의 다양한 생각과 노하우를 듣고 싶었습니다. 다양한 스타일의 원장님들을 만나면서 제가 느낀 것은 '정말 소중한 경험을 토대로 체계적으로 노하우를 전해주시는 분들이 너무 많다.' 라는 생각이었습니다. 그분들의 소중한 경험을 녹여내어 책 내용을 구성하였습니다. 귀한 시간을 허락해주시고, 많은 노하우를 전수해주신 원장님들께 이 자리를 빌려 감사드립니다.

이 책에서는 원장님은 매출을 위해 환자와 고객에 대한 설명을 하고 계신다. '환자'를 비즈니스로 대하는 것에 대해 거리낌을 가지고 계시는 원장님들의 현실적인 고민의 지점도 이 지점일 것 같다. 어떻게 헤쳐 나가는 것이 좋은가?

병원 경영을 하시는 원장님들이라면 '매출과 수익'은 당연히 생각할 것 같습니다. 병원을 경영하는 CEO로서 비즈니스적인 마인드가 없다면 힘들 수 있습니다. 저는 '환자'를 환자임과 동시에 '고객'으로 봐야한다고 생각합니다.

물론 병의원은 아픈 사람을 치료하는 곳이지만 동시에 직원들이 일하는 일터이면서 찾아오는 고객분들에게 서비스를 제공하는 곳입니다. 이러한 비즈니스를 성공적으로 하기 위해서 '고객 만족을 위해 원장으로서 내가 어떻게 할 것인가?'에 대한 방법적인 고민이 필요합니다.

그 구체적인 방법으로 제가 중요하다고 생각하는 것은 '선택과 집중'입니다. 자신의 병의원을 찾아오는 고객이 왜 찾아오시는지 고민하고, 병의원이 잘하는 것과 잘해서 이윤이 남는 것이 무엇인지를 면밀히 검토할 필요가 있습니다. 그리고 그것에 집중할 때 병의원 경영은 쉽게 풀릴 수 있다고 생각합니다. 매출이 증가되면 서비스가 좋아지고, 서비스가 좋아지면 고객 만족이 증가되어 또다시 매출이 증가되는 선순환이 됩니다. '환자'를 '고객'으로 보는 것에 대해 비판하시는 분들도 계시지만, '고객들의 만족감을 중요시한다.'는 마인드로 접근해야 한다고 저는 생각합니다.

병의원의 매출을 올릴 수 있는 비결이 있다면?

일단 병의원에 많은 분들이 오셔야 하고, 그리고 오시는 분들이 만족하면 된다고 생각합니다. 병의원에 적용하면 마케팅을 잘해서 '개원을 했다'는 사실을 알리고, '실력 있고 서비스가 좋은 병원'으로 입소문이 나야 합니다. 두 번째로, 오시는 분들에게 좋은 서비스를 제공하여 최대한 만족할 수 있게 만들어야 합니다. 그러기 위해서는 직원을 제대로 관리하고, 고객 관리를 확실히 해야 합니다.

장편한외과의원의 경우 '원장이 실력 있는 의사이며, 친절하고 자세하게 설명하고, 내시경도 잘하고 수술도 잘하는 곳'으로 소문이 났으며, '수술 후 당일 퇴원할 수 있는 병원'이라는 차별화가 큰 도움이 되었습니다.

장편한외과가 매출이 높은 이유가 수술을 하는 병원이라는 종목별 이유도 있는지?

예. 일부 맞는 이야기입니다. 수술을 하면 진료만 하는 것에 비해 매출이 높은 편입니다. 하지만 외과는 수술이 한 달에 그리 많은 것은 아닙니다. 그리고 외과는 내과에 비해 내원하는 고객 숫자가 절대적으로 적습니다. 외과라는 종목별 이유도 있지만 장편한외과는 수술도 많고 내원하시는 고객도 많은 편이라 매출이 높은 편입니다.

가장 많은 매출을 차지하는 분야는 어떤 것인가?

장편한외과는 다른 외과영역은 과감하게 포기하고, '대장과 항문'에 선택과 집중을 했습니다. 제가 개원할 때 '대장과 항문'뿐만 아니라 하지정맥 수술도 준비하고, 화상 진료도 준비했는데 개원하고 한 달이 지났을 때 '대장과 항문'에 집중하기로 결정했습니다. '대장과 항문'은 장편한외과가 잘하는 분야이고, 좋아하는 분야이며, 매출이 나오는 분야이기 때문입니다. '대장과 항문'으로 특화했기 때문인지 다행히 고객분들이 많이 찾아주셨습니다. 더구나 운이 좋게도 소문이 잘 나서 빠른 속도로 성장할 수 있었습니다. 앞으로도 '치질과 대장내시경'에 집중하고 더 특화하려고 노력하고 있습니다.

이 책은 의료서비스의 개인 사업자의 경영에 대한 고민이기도 하다. 이상과 현실 사이에서 고민하고 창업을 준비하고 경영을 하고자 하는 소상공인들에게도 도움이 될 것 같다. 원장님은 견해는 어떠한가?

소상공인까지 도움이 된다고 생각하시다니 너무 큰 영광입니다. 병의원을 경영하시는 원장님들과 관계자들을 위해 집필을 했는데 '비즈니스는 일맥상통하니까 도움이 될 수도 있겠다.' 라는 생각을 하시는 것 같습니다. 비즈니스에서 중요한 것은 역시 '고객 만족'입니다. 두 번째로 직원을 만족시키는 복지와 인센티브 제도가 중요합니다. 세 번째로 정성을 다하는 경영자의 마인드가 중요합니다. 마지막으로 끊임없는 고민과 도전이 중요합니다. 어떻게 변화시킬 것인지 끊임없이 고민하고, 어떻게 발전할 것인지 끊임없이 노력하면 성공할 것입니다.

이번에 집필한 『병의원 경영은 개고생?』 책을 보면서 병원마다 어떻게 해석해야 하는가?

개별화해서 해석하는 것이 필요합니다. 이론적이고 총론적인 내용들을 어떻게 구체화할 것인지는 이 책을 읽으실 원장님들의 미션입니다.
제가 정리한 150권의 내용과 저의 경험을 여러분의 병의원에서 바로 적용하기에는 한계가 있을 것입니다. 이 책을 읽으시는 독자분들은 이 내용을 참고하여 본인에게 가장 적합한 방법을 선택하시면 됩니다. 물론 더 효율적이고, 더 창의적으로 사용하신다면 더할 나위 없이 좋을 것입니다.

개고생은 다양한 시리즈를 준비하고 계신다. 구체적으로 생각해두신 것을 말씀해주신다면?

이 책은 개고생 시리즈 중 두 번째 책입니다. 개원을 준비하는 의사를 대상으로 했던 첫 번째 책(개원은 개고생?)과 병의원 경영을 하시는 원장님을 위한 두 번째 책(병의원은 개고생?)에 이어 다른 '개고생 시리즈'도 준비되고 있습니다.

병의원 마케팅에 대해 조금 더 전문적인 내용으로 준비하고 있으며, 직원 관리의 노하우를 공유하는 내용도 준비하고 있습니다. 또한 고객 관리와 병원 관리에 대한 내용도 준비하고 있습니다. 많은 기대와 관심을 부탁드립니다.

이 책을 읽는 사람들에게 주고 싶은 메시지가 있다면?

이 책의 내용은 단지 저의 생각일 뿐입니다. 다양한 내용 중 여러분들에게 가장 적합한 방법을 선택하고 또는 응용하셔서 활용하시면 되지 않을까 싶습니다. 이 책이 여러분들의 병의원 경영에 작은 디딤돌이 되었으면 좋겠습니다.

저 자신도 이 책을 집필하면서 많이 배웠습니다. 병의원 경영을 위해서 저 자신도 끊임없이 노력하고, 공부하고, 연구해야 한다는 점도 새삼 깨달았습니다. 이 책이 단 한 사람에게라도 도움이 된다면 너무 영광이겠습니다. 감사드립니다.